居家康复指导丛书

# 二便障碍居家康复指导

丛书主编　燕铁斌

主　　审　燕铁斌

主　　编　陈　晖

副 主 编　孟　玲　　杜春萍

　　　　　白晓静　　杨幸华

电子工业出版社

Publishing House of Electronics Industry

北京·BEIJING

**图书在版编目（CIP）数据**

二便障碍居家康复指导 / 陈晖主编 . —北京：电子工业出版社，2019.10
（居家康复指导丛书）
ISBN 978-7-121-37539-2

Ⅰ . ①二…　Ⅱ . ①陈…　Ⅲ . ①肛门疾病 – 康复训练 ②尿失禁 – 康复训练　Ⅳ . ① R574.809 ② R694.09

中国版本图书馆 CIP 数据核字 (2019) 第 214393 号

责任编辑：汪信武
印　　刷：北京富诚彩色印刷有限公司
装　　订：北京富诚彩色印刷有限公司
出版发行：电子工业出版社
　　　　　北京市海淀区万寿路 173 信箱　　邮编：100036
开　　本：720×1000　1/16　印张：9　字数：146 千字
版　　次：2019 年 10 月第 1 版
印　　次：2019 年 10 月第 1 次印刷
定　　价：68.00 元

凡所购买电子工业出版社图书有缺损问题，请向购买书店调换。若书店售缺，请与本社发行部联系，联系及邮购电话：（010）88254888，88258888。

质量投诉请发邮件至 zlts@phei.com.cn，盗版侵权举报请发邮件到 dbqq@phei.com.cn。

本书咨询联系方式：QQ 20236367。

居家康复指导丛书

《二便障碍居家康复指导》编委会名单

主　审　燕铁斌

主　编　陈　晖

副主编　孟　玲　杜春萍　白晓静　杨幸华

编　者　（以姓氏笔画为序）

丁　琳（华中科技大学同济医学院附属武汉中心医院）

王　静（同济大学附属杨浦医院）

白晓静（西安交通大学第一附属医院）

刘　静（广东省工伤康复医院）

刘秋玲（广东省工伤康复医院）

杜春萍（四川大学华西医院）

李　娜（四川大学华西医院）

李青青（广东省工伤康复医院）

杨幸华（广东省工伤康复医院）

杨晓毅（广东省工伤康复医院）

杨淑娟（浙江省人民医院）

辛　霞（西安交通大学第一附属医院）

张　静（西安交通大学第一附属医院）

张瑞英（广东省人民医院）

陈　晖（广东省工伤康复医院）

陈佳佳（四川大学华西医院）

孟　玲（华中科技大学同济医学院附属同济医院）

贾　勤（浙江省人民医院）

黄马平（广东省工伤康复医院）

黄天海（广东省工伤康复医院）

黄耀纯（广东省国防工业职工大学）

蒋玉梅（西安交通大学第一附属医院）

绘　图　卢忠仁　白晓静

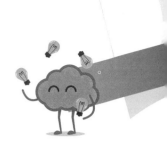

# 总　序

　　现代康复医学起源于 20 世纪 40—50 年代，那时的世界正处于动荡期，战争及其随后爆发的各类疾病给人类带来了巨大的伤害！即使医务人员全力救治，也只能留住患者的生命，大量生存者遗留了各种身心方面的功能障碍，严重影响了病、伤、残者的生活自理能力及其正常回归家庭和社会。因此，医疗先驱们在救治病伤员的同时，开始关注救治对象的功能恢复和改善，并积极尝试采用不同的治疗方法，以期最大限度地帮助患者正常回归家庭和社会。为此，催生了一门新的临床医学学科——康复医学（rehabilitation medicine）。

　　进入 21 世纪以来，随着全球经济的发展，国际康复医学进入了发展的"快车道"，与临床各学科相互渗透、融合，涉及几乎所有疾病的全过程，从发病早期就介入的重症康复，到疾病恢复期的社区康复和居家康复，以及生命终结期的康复（国内称之为"临终关怀"），可谓是全生命周期的覆盖了。

　　对比国内，中医康复的理念历史悠久。早在 2000 多年前的《黄帝内经》中就提出了今天神经康复领域中推崇的"阴阳平衡"理念；而《吕氏春秋》中提到的"流水不腐，户枢不蠹"的动静结合观点，更是对今天"生命在于运动"的完美诠释。但从理念和体系上与西方医学模式比较一致的现代康复，则起源于 20 世纪 80 年代中期。其里程碑标志是当时的卫生部要求在全国高等医学院校的临床医学专业中开设康复医学课程，普及现代康复医学知识。彼时，各类《康复医学》教材及书籍成为了普及现代康复医学的最好载体。

　　进入 21 世纪后，特别是"十三五"以来，随着国内经济的发展、全民医疗的实现，以及慢性病、老年人口的增加，康复对象不断增多，康复市场不断拓展。而党和各级政府对康复的重视，进一步推动了国内康复的全面提速发展。此外，分级诊疗模式下的医院－社区－居家康复一体化的出现，使得康复理念已经开始从医院延伸到社区、家庭。患者及其家属越来越不满足传统的院内康复，渴望能了解康复、参与康复。因此，迫切需要一些能指导病、伤、残后康复的专业知识科普化的书籍。

为了适应当前急需了解康复知识的市场需求，在电子工业出版社有限公司的大力支持下，我们组织了国内一批从事临床康复的专家，编写了这套"居家康复指导丛书"。本套丛书的编写宗旨一是普及康复理念，让患者及其家属能比较容易地找到适合自己病情的康复方法；二是介绍一些常用的可以在社区及家庭开展的适宜康复技术，方便患者及其家属在社区和家庭开展自我康复。

本套丛书在内容编排上力求文字简洁，通俗易懂。为了方便家庭使用，每本书还尽可能配了一些简单易学的图；同时，采取的是一本书针对一种（类）疾病的居家康复，希望每一本书都能成为一个独立的家庭康复医生。

将专业人员容易理解的枯涩的专业知识转化为普通群众（病患者及其家属）易于理解，且在家中可以为其提供指导的科普康复书籍，并非容易之举！远较编写学术专著更难。本套丛书从选题到定稿历时 2 年，后续还将根据临床需要推出新的分册。丛书的读者对象主要为病、伤、残者及其家属，同时也可以作为社区医务人员了解康复的入门读物。

虽然各分册主编及全体参编专家竭尽所能用通俗易懂的语言来介绍专业知识及技术，但仍恐遗留不足，尚祈读者阅读时不吝赐教，以便再版时修订。

最后，感谢参加本套丛书编写的全体专家及工作人员为本套丛书的顺利出版所付出的辛勤劳动。

谨以此为序！

中山大学孙逸仙纪念医院

2019 年 5 月

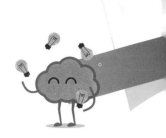

# 前　言

　　近年来随着国内经济的高速发展，人口老龄化现象的出现，人们饮食结构的改变以及心理和社会因素等多方面的影响，导致二便障碍的发病率呈现出增长的趋势。二便障碍给患者及其家人居家生活造成了诸多困难，是家庭照顾中亟须解决的重要问题。伴随现代医疗技术的飞速发展，虽然二便障碍的诊疗和研究取得了很大的进展，但目前有关二便障碍居家康复的著作却相对较少。为了最大限度地帮助二便障碍患者，防止并发症的发生和程度加重，提高生活质量，特编写此书。

　　全书包括便秘的居家康复、大便失禁的居家康复、尿潴留的居家康复和尿失禁的居家康复，共四章。本书从二便障碍的病因、分类、发病机制、常见临床表现、自我评估、居家管理和常见疾病所致二便障碍的处理等方面系统介绍了二便障碍的相关内容。该书偏重居家康复实际操作，同时兼顾二便障碍的诊疗新进展。本书可供二便障碍患者及其家属、社区医疗卫生人员及从事居家医疗康复的相关人员使用和参考。

　　全书的漫画图由各编者提供，除第三章第七节导尿部分图片由白晓静老师绘制外，其余均由卢忠仁老师绘制；该书在编写过程中，得到了各编者所在单位的大力支持，在此一并致以衷心的感谢。由于编者们水平有限，加之编写时间较为仓促，书中定有许多不妥和疏漏之处，恳请广大读者给予批评指正。

陈将

2019 年 7 月

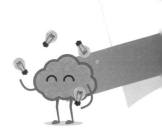

# 目　录

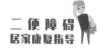

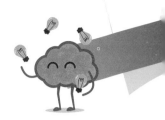

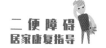

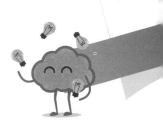

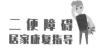

# 第一章　便秘的居家康复

## 第一节　什么是便秘

### 一、便秘的定义

便秘是指粪便停留在结肠的时间过长，使大便干结，导致 48 小时以上不排便；或者主观感觉排便困难或排不净。如果每日均排大便，但排便费力、量少且排便后仍有残便感，或伴有腹胀，也属于便秘。根据布里斯托大便分类法我们可以很直观地了解便秘（表 1-1）。

表 1-1　布里斯托大便分类法

| | | | |
|---|---|---|---|
| 1. 坚果状大便 | | 硬邦邦的小块状，像兔子的大便 | 便秘 |
| 2. 干硬状大便 | | 质地较硬，多个小块黏着在一起，呈香肠状 | |
| 3. 有皱褶的大便 | | 表面布满裂痕，呈香肠状 | |
| 4. 香蕉状大便 | | 质地较软，表面光滑，呈香肠状 | 正常 |
| 5. 软大便 | | 质地柔软的半固体，小块的边缘呈不平滑状 | |
| 6. 略有形状的大便 | | 无固定外形，呈粥状 | |
| 7. 水状大便 | | 水状，完全是不含固态物的液体 | 腹泻 |

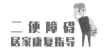
便秘时，患者常出现下腹膨胀，便意未尽，严重者出现食欲不振、头昏、无力等症状，这可能与粪便的局部机械作用引起神经反射有关。便秘常影响患者食欲及对肠道营养物质的吸收，还使得体内有毒物质在肠道的

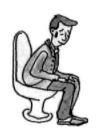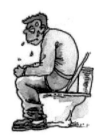

停留时间延长而被大量吸收，继而引起毒性反应；严重者可导致急性心肌梗死等心脑血管疾病而危及生命。

## 二、便秘的发病率

随着人们饮食结构的改变，以及心理和社会因素等多方面的影响，便秘已成为影响现代人生活质量的重要因素之一。我国北京、西安等地区流行病学调查显示，便秘发病率为 6.07%~9.18%。美国一项调查显示，20% 的人群受到便秘的困扰，而且便秘与结肠癌、心脑血管疾病和老年痴呆有关。日本报道显示，便秘患者约占肛肠疾病就诊人数的 4%。一般认为便秘与性别、年龄、职业、膳食结构、饮水量、家族史、文化程度、健康状况等有显著关系（$P<0.05$）。由于很少有患者因便秘而住院治疗或死亡，所以便秘对健康的危害性常被忽视。

# 第二节　便秘的危险因素有哪些

## 一、原发性因素

### 1. 饮食因素

由于饮水过少，食品过精过细，食物中的纤维素和水分不足，对肠道不能形成一定量的刺激，使肠蠕动缓慢，无法及时将食物残渣推向直肠，在肠内停留时间延长，水分过多地被肠道吸收，进而使粪便干燥，引起便秘。进入直肠后的粪便残渣因为量少，不能形成足够的压力刺激神经感受细胞而产生排便反射，也可引起便秘。

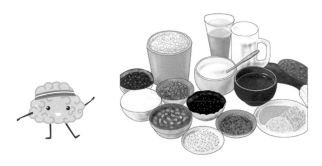

### 2.排便动力不足

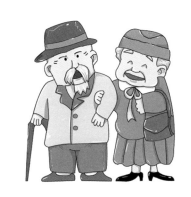

排便时不仅需要肛门括约肌舒张、肛提肌向上向外牵拉，还需要膈肌下降、腹肌收缩、肠蠕动、屏气用力来推动粪便排出。年老体弱、久病卧床、产后等，可因膈肌、腹肌、肛门括约肌等肌肉收缩力减弱，或肠蠕动缓慢，不能及时将食物残渣推向直肠；还可因腹压降低而使排便动力不足，粪便排不干净、残留，发生便秘。

### 3.拖延大便时间

部分人把排便当作无关紧要、可早可迟的事，忽视定时排便的习惯；或者因工作过忙、情绪紧张、旅行等，拖延了排便时间，使已到直肠的粪便又返回结肠；或者因患有肛裂和痔疮等肛肠疾病，不敢排便而延长排便间隔时间。这些均可使直肠壁上的神经细胞对粪便进入直肠后产生的压力感受反应变得迟钝，形成习惯性便秘。

### 4.水分损失过多

患者大量出汗、呕吐、腹泻、失血及发热等均可使体内水分流失，

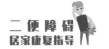

代偿性引起粪便干结。

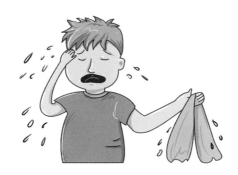

**5. 正常衰老因素**

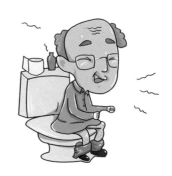

大多老年人进食量和体力活动均减少，胃肠道分泌消化液量减少，肠管的张力降低和蠕动减弱，导致参与排便的肌肉张力低下，易发生便秘。老人易患的慢性疾病也与便秘直接相关，如糖尿病、肠道肿瘤、营养不良等。

## 二、继发性因素

### 1. 器质性受阻

肠管内发生狭窄或肠管外受到压迫，如肠管良性和恶性肿瘤、慢性炎症、大肠憩室、巨结肠症等引起的直肠痉挛狭窄；或术后并发的肠粘连、部分性肠梗阻等；或腹腔内巨大肿瘤，如卵巢囊肿、子宫肌瘤；或妊娠、腹水等压迫大肠。以上因素均可阻碍粪便顺利通过肠道，使粪便在肠管内停留的时间过长，形成便秘。

近年来通过排便造影、肛肠测压、结肠传输时间测定、盆底肌电图等技术性检查手段，发现了新的便秘类型，即出口处梗阻型便秘（或盆底肌功能不良）。其特点是排便时盆底出口处出现梗阻因素，有些可经外科手术消除或缓解。

**2. 药物影响**

服用碳酸钙、氢氧化铝、阿托品、普鲁本辛（溴丙胺太林）、吗啡、苯乙哌啶、碳酸铋等，以及铅、砷、汞、磷等中毒，都可引起便秘。另外，因排便费力或其他原因盲目选用泻剂，或频繁使用灌肠药、开塞露排便，导致肠壁神经感受细胞的应激性降低、盆底肌功能紊乱，即使肠内有足量粪便，也不能产生正常蠕动及排便反射，因而导致顽固性便秘。

**3. 精神因素**

精神上受到刺激，如惊恐、情绪紧张、抑郁、烦躁、焦虑等均会使便意消失，形成便秘。

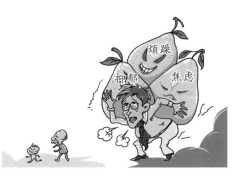

**4. 其他**

神经系统障碍、内分泌紊乱、维生素缺乏等，亦可引起便秘。

# 第三节　便秘的分类

## 一、根据器质性病变部位分类

**1. 直肠和肛门病变性便秘**

直肠和肛门病变性便秘，如直肠炎、痔疮、肛裂、肛周脓肿和溃疡、肿瘤瘢痕性狭窄等。

**2. 结肠病变性便秘**

结肠病变性便秘，如良（恶）性肿瘤、肠梗阻、肠绞窄、结肠憩室炎、特异性与非特异性结肠炎、肠粘连等。

**3. 肌力减退性便秘**

肌力减退性便秘，如肠壁平滑肌、肛提肌、膈肌和腹壁肌无力，慢

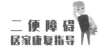
性肺气肿、严重营养不良、多次妊娠、全身衰竭、肠麻痹等致肌力减退
而使排便困难。

### 4. 内分泌、代谢疾病性便秘

内分泌、代谢疾病性便秘，如甲状旁腺功能亢进时，肠肌松弛、张
力降低；甲状腺功能减退和垂体功能减退时，肠肌的动力减弱；尿崩症
伴失水、糖尿病并发神经病变、硬皮病时，均可出现便秘。

### 5. 神经系统疾病性便秘

神经系统疾病性便秘，如截瘫、多发性神经根炎等累及支配结肠的
神经等。

## 二、根据发病机制分类

### 1. 无张力性便秘（弛缓性便秘或无紧张性便秘）

因大肠肌肉失去原有的敏感性或紧张力，致使推动粪便的蠕动缓慢，
粪便通过大肠时花费了过多的时间，以致水分被大肠吸收，因而大便变
硬、变粗，造成排便困难。此型多见于年老体弱、多次妊娠、营养不良、
肥胖以及运动过少者；此外，还见于无定时排便习惯者。食物质地过细、
纤维素过少，以及饮食中缺乏脂肪、水分、B族维生素等也可引起便秘。

### 2. 痉挛性便秘

因肠道神经末梢刺激过度，使大肠的肠壁肌肉过度紧张或痉挛收缩，
导致大便呈小粒状或铅笔样的细条状（粪便通过痉挛部位时，有疼痛感觉），
而形成便秘。这种便秘一段时间后会出现腹泻，便秘与腹泻可交替出现。
常见的原因有胃肠道疾病或某种神经失调、食用过于粗糙的食物，以及使
用泻药过量、过久。

## 三、根据肠动力异常的类型分类

### 1. 慢传输型便秘

慢传输型便秘（结肠型）又称为慢通过性便秘或结肠无力，是指结

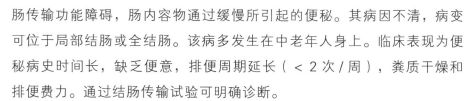

肠传输功能障碍，肠内容物通过缓慢所引起的便秘。其病因不清，病变可位于局部结肠或全结肠。该病多发生在中老年人身上。临床表现为便秘病史时间长，缺乏便意，排便周期延长（＜2次/周），粪质干燥和排便费力。通过结肠传输试验可明确诊断。

**2. 出口梗阻型便秘**

出口梗阻型便秘（肛门直肠型）是指粪便通过直肠和肛管时受阻导致的排便困难。其病因尚未完全明了。病变可位于直肠远端或肛管。临床表现为大便排出困难，伴有肛门坠胀、排便不尽感、便条变细等，有时需用手法协助排便。目前根据其病理特点分为两大类：第一类为盆底松弛综合征，包括直肠膨出、直肠黏膜内脱垂、直肠内套叠、会阴下降、肠疝、骶直分离、内脏下垂等；第二类为盆底痉挛综合征，包括耻骨直肠肌综合征、内括约肌失弛缓症等。通过排粪造影等检查可明确诊断。

**3. 混合型便秘**

许多慢传输型便秘伴有出口梗阻，称为混合型便秘。临床上占统计病例的20%左右。

三种便秘的区别见表1-2。

表1-2　不同类型便秘的临床表现和体征

| 慢传输型便秘（结肠型） | 出口梗阻型便秘（肛门直肠型） | 混合型便秘 |
| --- | --- | --- |
| 大便次数少 | 大便次数正常或偏多 | 大便次数少 |
| 很少急迫感 | 尽管急迫，但还需用力 | 长期用力排便 |
| 小、硬 | 软便也难排出 | 质硬，排出困难 |
| 腹胀 | 有阻塞感 | 有腹胀、坠胀感 |
| 用导泻剂后较易排空 | 用导泻剂后仍有排便不空的感觉，需要手法协助排便 | 用导泻剂后仍有排便不空的感觉，需要手法协助排便 |
| 直肠检查正常 | 直肠检查异常 | 直肠检查异常 |

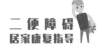
## 四、根据不同人群分类

### 1. 老年人便秘

便秘是老年人的常见病。据有关调查资料显示，在60岁以上的老年人中经常发生便秘者占28%~50%。

### 2. 孕妇便秘

孕妇在孕期中的便秘多为弛缓性便秘。怀孕后，由于胃酸分泌减少、活动减少等因素，加上膨胀的子宫压迫肠管，容易发生便秘。

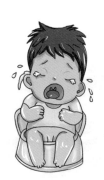

### 3. 产妇便秘

产妇产后饮食如常，但大便数日不解或排便时干燥疼痛，难以解出者，称为产后便秘或产后大便困难，是最常见的产后病之一。

### 4. 新生儿便秘

新生儿单纯性便秘多因结肠吸收水分和电解质增多引起。新生儿出生后24小时未排出胎便，高度怀疑梗阻，应进一步检查，如拍立位腹部平片等。新生儿出生后即开始便秘，应注意与先天性巨结肠鉴别。后者钡灌肠检查除结肠扩张外可见有节段性狭窄，而慢性便秘则结肠全部扩张。

### 5. 小儿便秘

小儿便秘多因饮食不当、饮食积滞、燥热内结或病后体弱所致。

## 五、其他便秘

### 1. 继发性便秘

凡是在患有器质性病变或疾病的基础上出现的便秘，称为继发性便秘或症状性便秘。

### 2. 一时性便秘

可能是因为旅行、搬家等生活环境改变或精神紧张、烦恼等情绪变化暂时引起的便秘，或者是由于进食量减少，胃或结肠的排便反射不够充分引起的。

### 3. 顽固性便秘

顽固性便秘是由于先天性巨结肠、直肠解剖结构变异而在不同年龄段逐渐产生排便困难的一类疾病。

### 4. 习惯性便秘

习惯性便秘是指长期的、慢性功能性便秘，多发于老年人。

### 5. 药物和化学品性便秘

吗啡和阿片类制剂，抗胆碱能药，神经节阻断药及抗抑郁药，次碳酸铋，苯乙哌啶以及氢氧化铝等，均可引起便秘。

# 第四节 粪便是怎样形成和排出的

不能在小肠消化吸收的食糜残渣随肠蠕动由小肠排至结肠，在横结肠内逐步形成粪便，最后送达乙状结肠、直肠。直肠黏膜受到粪便充盈扩张的机械性刺激，产生感觉冲动传入大脑皮质，再经传出神经将冲动传至直肠，使直肠肌发生收缩，肛门括约肌松弛，腹肌与膈肌同时收缩使粪便从肛门排出体外。这一正常排便反射过程中的任何一个环节出现障碍，均可导致便秘。

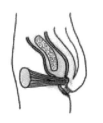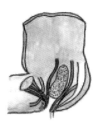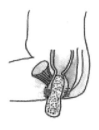

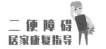

# 第五节　便秘的常见临床表现

便秘主要表现为腹胀、食欲减退、恶心、口苦、精神萎靡、头晕、乏力、全身酸痛，部分人有贫血、营养不良等症状。多数慢性便秘患者仅表现为排便困难，粪便干结，数天甚至1周才排便一次；大便长期在肠道内堆积，排便时可有左腹痉挛性疼痛与下坠感。部分患者诉口苦、食欲减退、腹胀、下腹不适、排气多或有头晕、头痛、疲乏等症状，但一般都不重。急性便秘患者则在原有的规律排便习惯下，无特殊原因于短期内发生便秘，伴有剧烈腹痛、呕吐或便血者，则应考虑急性肠道梗阻引起的便秘。

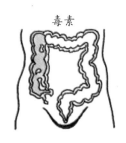
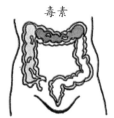
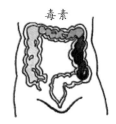
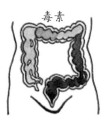

1天便秘患者　　2天便秘患者　　3天便秘患者　　4天便秘患者

# 第六节　便秘的自我评估

便秘如果不及时治疗，有可能导致肛裂及痔疮等。便秘在发病初期对身体的影响不大，因此大多数患者都易忽视。但有些人一旦出现大便不通畅，便认为是便秘，从而盲目用药，影响自己的健康。因此，只有在早期对便秘正确地进行自我评估、预防与治疗，才能更好地享受生活。

## 一、是否有不良的生活习惯

### 1. 没有养成定时排便的习惯

忽视正常的便意，排便反射受到抑制，时间过长便引起便秘。

### 2. 缺乏活动

肥胖、长期卧床或乘坐轮椅等，缺乏运动性刺激来推动粪便，减少了排便的机会，从而引起便秘。

### 3. 经常穿束腰腰带或塑身衣

紧身衣抑制了调节排便活动的副交感神经，使大肠内分泌的消化液减少，小肠中将食物分解向前推的力量变弱，很容易产生便秘。

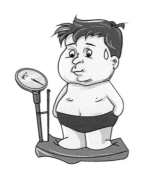
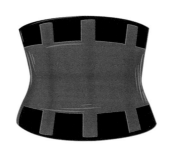

### 4. 长期服用治疗便秘的药物

长期服用治疗便秘的药物，易产生耐药性。对治疗便秘的药物产生依赖，最终肠蠕动会无力，导致顽固性便秘。

### 5. 经常拿着书报如厕

长期坐在马桶上看书、看报纸，会给肛门造成不必要的压迫，使肛门的神经反射环受到破坏，易患痔疮和便秘。

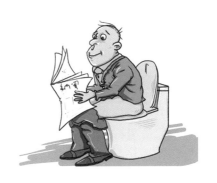

### 6. 经常熬夜

经常熬夜会导致内分泌失调，进而引起便秘。

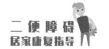
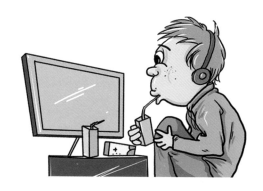

## 二、是否有不良的饮食习惯

**1. 液体量摄入不足，平时很少喝水**

喝水少会引起身体缺水，大便中的水分会被大肠吸收，使大便干燥而产生便秘。

**2. 饮食过于精细少渣，缺乏食物纤维**

纤维缺乏使粪便体积减小，黏滞度增加，在肠内运动缓慢，水分过量被吸收而导致便秘。

**3. 饮食清淡，不吃油或者少吃饭**

若饮食太素，肠道缺乏油脂的润滑，会加重便秘。若吃饭较少，肠道缺乏食物刺激，加之粪便没有足够的原料，时间长了也会形成便秘。

**4. 香蕉吃得不对**

熟透的香蕉可以润肠通便，而未熟透的香蕉含较多鞣酸，对消化道有收敛作用，会抑制胃肠蠕动，导致便秘。

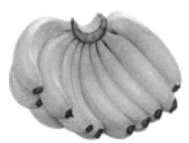

**5. 大量喝茶**

茶有收敛作用，喝多了会加重便秘。

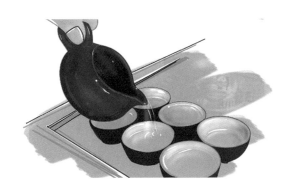

在确诊便秘时除了大便不畅外，还应评估是否出现了以下症状，只有正确评估才能确诊疾病，更好地治疗。

（1）发现大便量少、太硬、排出困难。

（2）伴有其他症状，如长期用力排便、直肠坠胀感、排便不完全或依靠手法协助排便等。

（3）1周内大便次数少于 2~3 次。

# 第七节　便秘的居家管理

便秘是一种临床症状，根据有无明确病因，可分为器质性便秘和功能性便秘。便秘的诊断主要依靠主观症状，但了解其病理生理机制，对于其治疗有重大意义。个体可通过结肠运输试验、排粪造影、肛门直肠测压等方法来评估排便障碍的类型，以便"对症下药"。

器质性便秘必须通过治疗原发性疾病才能解决根本问题。功能性便秘又称习惯性便秘或单纯性便秘，是一种具有持续性排便困难、排便次数减少，或排便不尽感等症状的功能性肠道疾病，临床上较为常见。除肠道易激综合征外，均可通过生活规律化、合理饮食、调畅情志、养成良好排便习惯以及去除其他病因等手段达到缓解便秘的目的。但如果要维持疗效，须持之以恒。

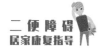
## 一、排便习惯

（1）上班族往往由于清晨时间紧张而忽视排便，久而久之，形成便秘。养成良好的生活习惯，生活规律化，早睡早起，每日定时排便1~2次，每次15分钟，形成条件反射，建立规律的排便习惯。

（2）睡醒及餐后结肠的活动增强，将粪便向结肠远端推进，故晨起及餐后是最易排便的时间。

（3）排便时注意力应集中，切忌在排便时看报纸或书、玩手机等。应将注意力集中在调整呼吸上，排便过程中张口深、慢腹式呼吸，避免久坐排便。

（4）有便意时应及时排便。如果经常忽视便意或强忍不便，肛门、直肠对粪块的刺激反应就会减弱，造成或加重便秘。

## 二、饮食习惯

### 1. 多饮水

清晨空腹喝一杯加蜂蜜的温开水或盐开水，膳食多饮菜汤、果汁，每日饮水量2000毫升以上。早晨饮用温开水可以更好地刺激结肠，有效缓解便秘。水温应根据体质和季节来定。

### 2. 膳食要求

《中国居民膳食指南（2016）》建议人们每日进食的食物中纤维素的摄入量应在20~30克，粗粮类、蔬菜类、水果类均含有大量纤维素。可溶性纤维素可使粪便体积膨胀、刺激结肠动力；不可溶性纤维素则能直接刺激肠壁，增加肠道的蠕动，有利于粪便的排出。

（1）粗粮类：粗制面粉、糙米、燕麦、小麦、高粱米、玉米。

（2）蔬菜类：小白菜、卷心菜、菠菜、黄瓜、食用菌类、冬瓜、绿豆芽、油菜、大白菜、红薯、竹笋、洋葱、土豆、芹菜、韭菜。

（3）水果类：香蕉、猕猴桃、苹果、火龙果、梨、橙子、无花果、菠萝。

此外，摄入优质的、高蛋白的食物，如牛肉、猪肉、蛋白粉等，给胃肠以动力，使胃肠蠕动有力量。

**3. 常喝奶制品**

每日喝酸奶，尤其是富含双歧杆菌等益生菌的酸奶，可改善胃肠内菌群，抑制腐败细菌的繁殖，保持肠内环境干净。

**4. 适当进食含油脂的食物**

芝麻和核桃仁有润肠作用，脂肪食物可使大便柔滑，其所含的脂肪酸可刺激肠道平滑肌使肠蠕动加快。

**5. 限食刺激性食物**

限制油炸食品、辣椒、浓茶、咖啡、大蒜、芥末等的摄入。因长期食用刺激性食物可使肠道的敏感性降低，当有食物残渣进入肠道时，膳食纤维等异物刺激肠道不能引起肠道收缩、蠕动反应，会引起或加重便秘。

## 三、运动锻炼

慢性便秘是临床上极为常见的疾病，运动是其有效的干预手段之一。其具体机制可能是通过改善心理状态、促进肠道运动、调节胃肠道激素及改善肠道微生态等方面调节的。

（1）对于慢性便秘患者，每周保证至少 5 次持续 30 分钟的轻度有氧运动，如快走；或者每周至少 3 次持续 20 分钟高强度有氧运动，如快跑。

（2）年轻人可以选择登山运动，每周 1~2 次；老年人可以选择跳广场舞、散步或打太极拳，每次 30~60 分钟，每日早晚各 1 次。运动量因人而异。

（3）多进行腹肌锻炼，如仰卧起坐、深蹲起立、游泳等，以增强腹部肌肉的力量和促进肠蠕动，提高排便能力。

（4）在医生指导下进行生物反馈治疗。直肠测压检查之后，进行系列的模拟排便生物反馈训练。在腹肌用力收缩增加腹压的同时放松肛

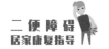

门外括约肌，使腹肌和肛门外括约肌的功能活动彼此协调，同时降低肛门外括约肌的动作电位，消除病理性肛门外括约肌的矛盾运动。掌握方法后每日在家中练习并记录。

## 四、腹部按摩

### 1. 平卧放松按摩

双手重叠置于右下腹，从右下腹开始顺时针方向按摩，每次 10~15 分钟，每日早晚各 1 次。也可以在便前 20 分钟或餐后进行，此法能加快胃肠蠕动，增强排便功能。

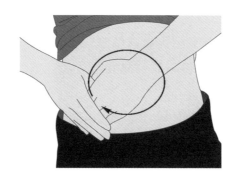

### 2. 平卧暴露腹部按摩

以肚脐为中心点，左右手重叠，用掌根着力来实行腹部按摩，按摩时手掌根轻轻推至右腹，再以四指从右向左按摩，为平补平泄。手法由轻到重，每日早晚各按摩 15~20 次。

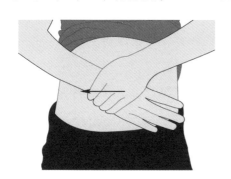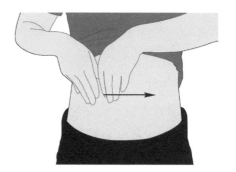

### 3. 按压腹部

双手食中两指并在一起，用四指指端按压腹部，先以顺时针方向按压 1~2 分钟，再以逆时针方向按压 1~2 分钟，每日早晚各 1 次。加快肠蠕动，帮助消化。

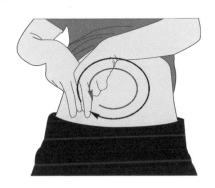

## 五、心理支持

精神心理因素一直被认为与便秘有关。很多专家认为，长期抑郁、焦虑可以导致便秘。尤其是焦虑，可以增加盆底肌群的紧张度，从而引起排便时肛门直肠的矛盾运动，导致便秘。严重的便秘也可能会导致抑郁、焦虑等精神、神经症状出现。目前普遍认为，采用心理疗法能够起到良好的治疗效果。

心理疗法较多，可以尝试倾诉、听音乐、读书、旅游、培养兴趣爱好等，也可以通过做善事而达到内心的平衡，保持心情愉快，避免加重便秘。

## 六、药物辅助

采用以上措施效果不明显或顽固性便秘患者，常需用药物辅助治疗。

### 1. 泻剂

（1）容积性泻剂：通过增加粪便中的水分含量及固态物，使粪便体积膨胀，刺激肠蠕动而增加排便次数，如非比麸（小麦纤维素颗粒）。

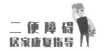

（2）渗透性泻剂：药物进入肠道后形成高渗环境，使肠道产生水分及电解质而软化大便，促进粪便排出，如乳果糖、福松（复方聚乙二醇）、硫酸镁等。

（3）润滑性泻剂：此类药物具有润滑肠壁、软化粪便的作用，从而使粪便容易排出，如液状石蜡、甘油、植物油等。

（4）刺激性泻剂：此类药物能增强结肠动力并刺激肠道分泌肠液，进而促进排便，如含蒽醌类的植物性泻剂（番泻叶）、果导（酚酞片）等。

**2. 益生菌**

益生菌是一种活菌制剂，能增加肠道内的有益菌数量，改善肠道微生态紊乱，促进肠蠕动；还能有效促进食物在肠道中的消化、吸收和排泄，从而缓解便秘。如合生元、双歧三联活菌胶囊（培菲康）、枯草杆菌二联活菌颗粒（妈咪爱）等。

**3. 直肠给药**

正确使用开塞露、甘油栓等药物辅助排便。

## 七、结肠水疗法

顽固性便秘可尝试结肠水疗法。将含有一定浓度的臭氧水自行灌注到结肠中，通过反复灌注、排出，使肠道产生机械性扩张和收缩，达到训练肠道肌张力，促进大肠滑液的分泌并降低便秘者便感的阈值，促进排便的目的。此疗法适用于年龄小于 60 岁且体质较好的便秘人群。

此外，还可选用中医针灸穴位疗法改善症状，防止再次发作。而针对便秘引起的肠梗阻时，不应盲目服药，可进行少量多次不保留灌肠以软化稀释粪便，促进粪便排出，解除肠梗阻。

　　缓解便秘要从改变日常生活习惯开始，如排便习惯、饮食习惯、结合个人体质合理安排运动锻炼、腹部按摩等。必要时寻求医疗帮助，在医生指导下服用药物、进行结肠水疗，甚至手术治疗。此外，摆正心态，不急躁、不放纵，对抗压力，积极生活，让便秘远离您！

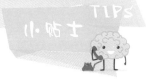

# 第八节　常见疾病所致便秘的治疗

　　引起便秘的原因有很多，凡是在患有器质性病变或疾病的基础上出现的便秘，均称为继发性便秘，即由疾病所致的便秘。继发性便秘常常较持久，在原发疾病没有治愈前，便秘会一直伴随患者。

## 一、内分泌和代谢性疾病

　　常见的内分泌和代谢性疾病包括糖尿病、高钙血症、低钾血症、卟啉病、甲状腺功能减退、全垂体功能减退、甲状旁腺功能亢进、假性甲状旁腺功能减退、嗜铬细胞瘤、胰高血糖素瘤等。这类疾病主要是影响肠道平滑肌功能，进而引起继发性便秘。该类疾病的治疗方法有以下几种。

### 1. 健康教育

　　向患者及其家属讲解和宣传内分泌及代谢性疾病常见并发症（便秘）的相关知识，让他们充分了解保持大便通畅的重要性。同时根据每位患者的个体情况，采取相应的护理措施，使其养成定时排便的习惯。

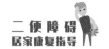

### 2. 指导患者合理平衡饮食

由营养师对患者进行个体化饮食指导。鼓励患者养成多喝水的好习惯，每日清晨空腹饮温开水一大杯（300~500 毫升），每日饮水总量在 2000 毫升以上，以保证机体有足够的水分润肠通便。

### 3. 养成定时排便的好习惯

患者最好养成每日 1 次的排便习惯。嘱患者每日起床和（或）进餐后，无论有无便意，都要反复多次模拟排便动作，以便形成条件反射。在排便过程中，应集中精力，不要做其他事情，以免影响排便。

### 4. 坚持进行适度的体育锻炼

坚持一定量的有氧体育运动如慢跑、做操、散步、打太极拳等，不仅能增强自身体质和心肺功能，保持体力和精力；还可以增加肠蠕动，使膈肌、腹壁肌肉、盆腔肌肉、肛提肌等排便肌群肌力增强，从而有效预防便秘。对于长期卧床患者，一定要坚持被动锻炼，如床上肢体被动运动，每日 20~30 分钟，以促进排便。

### 5. 腹部按摩

腹部按摩主要包括传统腹部按摩法、脐周按摩法、穴位按摩法等。

### 6. 慎用泻药

泻药应在医生指导下，根据个人情况采取一些通便药物或辅助治疗，不能形成依赖。

### 7. 心理护理

经常保持精神愉快、心情舒畅的乐观心态，有利于预防便秘。

## 二、器质性疾病

一些器质性疾病，如肿瘤造成的狭窄和阻塞、憩室、炎症性肠病、局部缺血、肠扭转、子宫内膜异位症和术后狭窄等，由于影响肛门、直肠和结肠结构，会引起便秘。疼痛性病变，如肛裂、栓塞性内痔、黏膜脱垂、溃疡性直肠炎等也会引起便秘。值得注意的是，所有器质性疾病

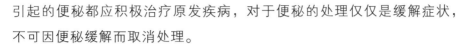

引起的便秘都应积极治疗原发疾病，对于便秘的处理仅仅是缓解症状，不可因便秘缓解而取消处理。

**1. 粪便嵌顿——手法解除嵌顿**

首先，了解患者的既往病史与药物服用情况，若患者有高血压病、冠心病、心绞痛病史，应告知患者在手法处理粪便嵌顿过程中可能发生心脑血管意外；若患者服用抗凝药物，应告知患者在手法处理粪便嵌顿过程中肛门直肠的副损伤可导致局部出血不止。其次，了解患者此次粪便嵌顿可能的原因、发病时间及患者潴留粪便的量。最后，向患者解释解除粪便嵌顿基本操作的步骤，要求患者积极与操作人员配合。

操作方法：患者取左侧卧位，充分暴露臀部并抬高 10°~15°，若精神紧张，或肛门括约肌痉挛明显，可在局部麻醉下进行。医生戴医用无菌手套，右手食指涂液状石蜡后缓慢伸入肛门内，先沿肠壁使粪便与肠壁缓慢分离，并将粪块抠碎，待粪块松动后，用手指挖出嵌顿在直肠腹壶内的少量干硬粪块，然后予以清洁灌肠。如果患者仍然不能自己排便，可间隔半小时再次灌肠。

**2. 灌肠治疗**

必要时可进行清洁灌肠，追踪观察，及时发现器质性病变。有器质性疾病的患者行灌肠操作时，尤其要注意以下五个方面。

（1）做好患者心理护理，很多患者会对生活失去信心，尤其是癌症患者，他们悲观失望，甚至不愿意配合治疗。护理人员应充分理解并尊重患者，主动与其沟通，讲解疾病相关知识及国内治疗进展情况，介绍成功病例，增强患者信心。向患者及其家属讲解清洁灌肠的重要性及配合要求。

（2）操作过程中体贴、关心患者，动作要轻柔。插管时顺着人体固有的解剖角度，特别是导管通过直肠会阴曲及直肠骶曲时切勿用力过大，以免造成患者肠穿孔。若有肿块突出肠腔或肿块表面有溃疡时，更要小心谨慎，避免肿块破裂出血。注意保护患者隐私，重视患者感受，

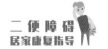
注重人文关怀。

（3）观察并记录灌入液体量及排出液体量，使其保持平衡。用生理盐水配制成肥皂液，一次灌入量不超过1000毫升，防止体内电解质流失。

（4）观察液体温度及流速是否适宜，患者若有腹胀或便意，可嘱其张口深呼吸以放松腹肌，并调节流速器，减慢流速。若液体滴入不畅，可将导管拔出少许或左右轻微移动改变导管方向，以避开直肠皱襞或粪块阻挡。灌肠前注意排空膀胱以减轻腹压。

（5）密切观察病情变化，如剧烈腹痛、面色苍白、出冷汗或便液中带血应立即停止灌肠，通知医生及时处理。

### 3. 手术治疗

器质性肠梗阻、肠肿瘤、先天性巨结肠等可给予手术切除治疗。若盆底肌过于松弛，可做盆侧腹膜折叠缝于直肠前壁，加固盆底。

## 三、药物引起的便秘

可以引起患者便秘的药物有很多种，包括含钙、铝的抗酸药（硫酸钡，铋剂），肌肉麻痹药，抗胆碱能药，抗惊厥药，抗帕金森病药，神经节阻断药，单胺氧化酶抑制药，抗肿瘤药（长春碱），阿片类药，$5-HT_3$拮抗药，三环类抗抑郁药，利尿药，补铁药，长期使用泻药等。这些药物常会引起患者便秘。药物引起的便秘处理如下。

### 1. 饮食护理

鼓励患者多吃新鲜蔬菜、水果，每日可加食五谷杂粮，增加饮食中纤维素的摄取量，以扩充粪便体积，促进肠蠕动，减少便秘的发生。

### 2. 适量饮水

在食用高纤维素食品时，每日要保证足够的饮水量，特别是晨起可喝一杯温盐水，对保持肠道清洁通畅、软化粪便有帮助。

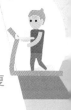

**3.适当增加活动量**

在患者身体条件允许的情况下，适当增加活动量，促进肠蠕动。

**4.养成良好的排便习惯**

每天的排便时间最好固定，如晨起或早饭后。在排便时专心致志，不要做其他事情，养成良好的排便习惯。

**5.尽量减少服用会引起便秘的药物**

不能停用引起便秘药物的患者，应加强监护，考虑对便秘予以预防性治疗。使用阿片类药物的患者，应同时预防性给予通便药物治疗。

（孟　玲　贾　勤　杨淑娟　丁　琳　王　静）

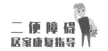

# 第二章  大便失禁的居家康复

## 第一节  什么是大便失禁

### 一、大便失禁的定义

大便失禁又称肛门失禁，是指由各种原因引起的肛门自制功能紊乱，导致患者不能随意控制粪便和不能在合适的时间、地点排便。大便失禁只是一种症状描述而非疾病诊断，包括不自主地排出气体、液体粪便、固体粪便和便急等症状。

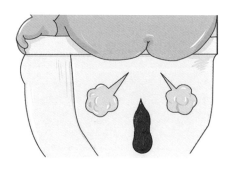

### 二、大便失禁的发病率

据报道，美国大便失禁的发病率为 5.5%，德国大便失禁的发病率为 5%，我国普通人群大便失禁的发病率为 1%~2.2%。近年来，随着人口老龄化的增长，大便失禁的发病率越来越高，也给居家生活造成诸多困难，是家庭照顾中急需解决的重要问题。

# 第二节　大便失禁的危险因素有哪些

大便失禁的病因较多，一种或多种病因均能引起大便失禁。

## 一、肛门先天性发育畸形

### 1. 神经系统发育缺陷

先天性腰骶部脊膜膨出或脊椎裂可伴大便失禁。患者肛门外括约肌和耻骨直肠肌失去正常的神经支配，无收缩功能，处于弛缓状态。且由于感觉神经和运动神经均受影响，直肠黏膜在粪便充盈时缺乏膨胀感，不能引起便意及产生排便冲动，直肠内粪便便随时排出。

### 2. 肛门直肠畸形

肛门直肠本身及盆腔结构均发生改变，且直肠盲端越高，改变越明显，越复杂。高位畸形时，直肠盲端位于盆膈之上，耻骨直肠肌短缩，明显向前上方移位；内括约肌缺如或仅处于雏形状态；外括约肌多处于松散状态，其间充满脂肪组织，肌纤维走行异常紊乱。研究发现，肛门直肠畸形术后 35% 的患者会有不同程度的大便失禁，畸形位置越高，大便失禁的发病率也越高。其病因主要与畸形伴有感觉神经和运动神经缺陷有关，也与手术损伤、手术错误有明显关系。肛门直肠畸形，特别是高位畸形伴有骶骨畸形，致神经功能缺陷者也不少见。中、低位畸形术后的肛门失禁，主要原因为手术损伤、感染等因素。

## 二、外　伤

由于外伤损伤了肛管直肠环，使肛门括约肌失去了括约功能而致大便失禁，如刺伤、割伤、灼伤、冻伤及撕裂伤等。

## 三、医源性损伤

肛管直肠手术的损伤，如肛瘘、痔疮、直肠脱垂、直肠癌等手术损伤了肛门括约肌致大便失禁。

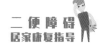
### 四、神经系统损伤

脑外伤、脑肿瘤、脑梗死、脊髓肿瘤、脊髓结核、马尾神经损伤等均可导致大便失禁。而先天性痴呆、脑脊膜膨出、多发性硬皮病等均可发生大便失禁。

### 五、肛管直肠疾病

肛管直肠疾病最常见的是肛管直肠肿瘤，如直肠癌、肛管癌。克罗恩病侵犯到肛管直肠并累及肛门括约肌时，或溃疡性结肠炎造成的长期腹泻引起肛管炎时，或直肠脱垂引起的肛门松弛及肛周的严重瘢痕影响到肛门括约肌，使肛门闭锁不全时，均可引起大便失禁。同时要与急性细菌性痢疾及急性肠炎等腹泻患者偶尔出现的大便失控相鉴别，但这些患者的大便多数情况下能随意控制，并且患者多有腹痛及脓血便或水样便，经对症治疗后，随着腹泻症状的缓解、大便成形，偶发的大便失禁就会消失。

大便失禁的原因有很多，及早控制原发病是治疗大便失禁最主要的方法。

## 第三节　大便失禁分哪几类

### 一、根据大便失禁的临床症状分类

#### 1. 不完全性大便失禁

不完全性大便失禁是指患者不能控制稀大便及气体，但干大便可以控制。

#### 2. 完全性大便失禁

完全性大便失禁是指患者对干大便、稀便和气体均不能控制，排便无次数，粪便可以自行流出，污染内裤；睡眠时粪便排出污染被褥；用力咳嗽、走路、下蹲时，常有粪便黏液外流。肛门、外阴部经常潮湿，出现肛周皮肤糜烂、疼痛瘙痒、湿疹样改变等症状。

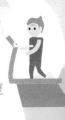

## 二、根据大便失禁的严重程度分类

### 1. 一度

粪便偶尔污染内裤。

### 2. 二度

不能控制粪便漏出，经常污染内裤，并伴有气体失禁。

### 3. 三度

完全失禁。

## 三、根据大便失禁的性质分类

### 1. 感觉性大便失禁

感觉性大便失禁是指患者肛门括约肌的形态正常，但直肠下段感觉缺失，如脊髓或大脑中枢神经功能障碍而导致的大便失禁；或者因直肠顺应性过低、大便次数严重增多所引起的大便失禁。

### 2. 运动性大便失禁

运动性大便失禁是指患者肛门括约肌、肛提肌的损伤导致的大便失禁。

## 四、根据大便失禁直肠的感觉分类

### 1. 真性失禁

真性失禁是指中枢神经系统疾病所致的大便失禁，粪便通过直肠时患者没有感觉，或没有足够的随意收缩。

### 2. 部分失禁

部分失禁是指气体或稀便通过肛门时患者无感觉或无足够的收缩，或者两种同时存在。常见于内痔环切术后或肛门括约肌部分损失的患者。

### 3. 溢出性失禁

溢出性失禁是指由于直肠过度扩张，肛门外括约肌松弛或疲劳，无力收缩。多见于老年人或术后直肠内粪便堆积嵌顿患者，只有黏液和稀便经肛门溢出。

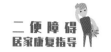

# 第四节 大便失禁是怎样引起的

排便是人体多个系统共同参与协调的统一过程。食物经口中咀嚼成为糜状，并初步消化，随后进入胃里，一边继续初步消化，一边向小肠运送。小肠很长，且有很多消化酶，将食物分解为易于吸收的成分被肠壁血管吸收，被吸收后剩余的黏糊状残渣从小肠进入大肠。大肠开始蠕动，吸收水分和电解质，把糊状的残渣变为固态，即大便。

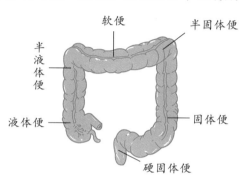

大便形成后通常先积存在乙状结肠中，因大便本身的重量而移动到直肠。直肠有一定的顺应性，接纳粪便，正常容量为250毫升。直肠内容物达到一定量后，刺激直肠感受器，通过传入神经传入中枢，再经过传出神经到达肛门外括约肌及肛提肌。当大脑中枢判定条件许可，此时肛门外括约肌松弛，腹内压增高，完成排便。由于某种原因不允许排便时，则肛门外括约肌通过随意性收缩压迫肛门内括约肌，使肛门内括约肌逆向反射性

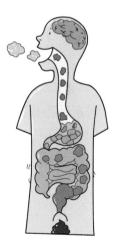

抑制直肠收缩，从而导致直肠扩张，容积增大，或者通过直肠的逆蠕动将粪便推回乙状结肠，便意消失。

排便是一个十分复杂的过程，任何一个环节受到损害均可造成大便失禁。如果直肠的顺应性过低，可导致大便次数严重增多，甚至大便失禁；如果直肠的顺应性过高，可导致直肠容积增大，患者出现便秘；若随意性抑制作用降低，也可出现大便失禁；直肠感受器的异常或肛门外括约肌损伤，均可出现大便失禁。

## 第五节　大便失禁的常见临床表现

大便失禁会引起患者会阴部、骶尾部、肛周皮肤炎症（如失禁性皮炎），部分患者还可导致逆行性尿路感染或阴道炎及皮肤红肿、溃烂。这是因为粪便对皮肤黏膜产生刺激，使会阴部皮肤经常处于潮湿和代谢产物侵蚀的状态，加上皮肤间的摩擦，形成皮肤红肿、溃烂。大便失禁的严重程度，与皮肤红肿之间有对应关系。女性若不及时清洁或清理不当，易引起阴道炎或细菌通过尿道引起上行性尿路感染。查体可见肛门及会阴区潮湿不洁、湿疹、溃疡，肛周皮肤出现瘢痕，肛门松弛，有时可见直肠脱垂。指检可触及坚硬的粪块等，可有

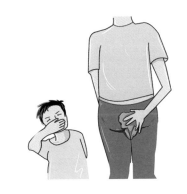

肛门括约肌松弛和伸展，其收缩力减弱或消失。仔细检查能准确判断收缩无力的部位，并可显示肛管反射消失。

少数患者为使大便减少而控制饮食，出现消瘦的情况，也会发生体重下降。大便失禁不仅给患者的生理带来了痛苦，同时使患者产生了害羞、孤独，甚至恐惧等一系列的心理问题。除此之外，大便失禁给社会和家庭带来了很大的经济压力。联合国有报告提及，每年因大便失禁导致的医疗费用可达 4 亿美元。

## 第六节　大便失禁的评估

要做好大便失禁患者的居家护理，首先要对可引起大便失禁的诸多因素进行正确评估。通过评估可以初步判断患者有无大便失禁及大便失

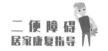

禁的诱因和类型，为就医治疗和居家护理提供依据，并能准确评价治疗和护理的效果。能否进行正确的评估，有赖于患者自身及家庭照护者对于大便失禁问题的认识程度。

## 一、如何进行评估

（1）掌握患者病史，如患者有无先天性肛门畸形、手术、外伤史，女性患者有无产伤史，有无神经系统及泌尿系统疾病，是否接受过放射治疗。

（2）仔细观察症状，包括有无便意、对大便的控制程度，排便的次数及规律等。

（3）观察大便的颜色、性状及量等。

（4）观察肛门及肛周情况，检查肛门有无缺损、有无大便沾染现象、肛门闭合程度等，肛周皮肤有无糜烂、疼痛瘙痒、湿疹样改变。

## 二、了解专科检查方法

大便失禁的确诊和治疗方案的制订还需要患者到医院根据专科医生的意见进行一些专科检查，如直肠指检、盐水滴注试验、肛门及直肠感知性试验、内镜检查、排粪造影检查、肛管直肠压力测定、球囊逼出试验、盆底肌电图检查及肛管直肠内超声检查等。

### 1. 直肠指检

检查者右手食指戴上指套，并涂润滑剂（常用液状石蜡、肥皂液或凡士林），以方便手指插入肛门内并减轻患者不适感。先检查肛缘周围皮肤有无红肿、压痛、硬块，若有，则提示有肛周脓肿的可能；前后正中处有触痛，提示可能有肛裂；肛缘外有溃破口并伴皮下有条

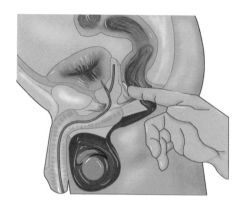

索状物通向肛内，常提示肛瘘。肛缘检查完毕后，右手食指轻轻按摩肛缘，同时嘱患者深呼吸以减轻腹压，使肛门括约肌松弛，再将食指慢慢插入直肠。检查者在给大便失禁患者指检时，通常感觉到肛门无紧迫感，呈松弛状态，嘱患者收缩肛门时，肛门括约肌通常收缩不明显或完全无收缩力。

**2. 盐水滴注试验**

将等渗盐水经细导管滴入直肠，嘱患者尽力收缩肛门保留盐水。大便失禁患者注入不足 500 毫升盐水时将漏出 10 毫升，而且容量最多只能保留约 700 毫升。

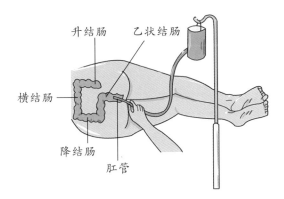

**3. 肛门及直肠感知性试验**

用直径 5 厘米的直肠扩张囊，注入空气从小剂量 20 毫升、40 毫升、80 毫升等依次试验，通过直肠感知阈值和最大耐受量来评估肛门、直肠感知情况。受检者感到直肠被扩张时的最小充气量即为感知的最低阈值。大便失禁患者感觉力下降，阈值增高，当感觉到气囊存在时，气囊容量已达到 40% 以上。

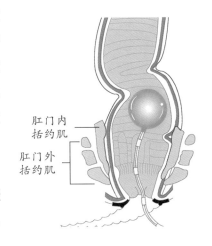

**4. 内镜检查**

观察肛门直肠或结肠有无畸形、瘢痕，肛管皮肤及直肠黏膜有无糜烂、溃疡，

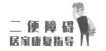
直肠黏膜有无充血、水肿，有无直肠息肉或直肠癌等。

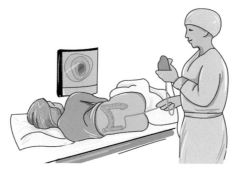

**5. 排粪造影检查**

可通过造影检查技术观察排便时肛门、直肠的解剖结构和盆底肌运动情况。若灌入患者直肠的造影剂不由自主地流出，提示患者有大便失禁。

**6. 肛管直肠压力测定**

主要检测指标包括肛管静息压、肛管最大缩榨压和肛管自主收缩持续时间、肛门括约肌应激反应、直肠肛管抑制反射、直肠感觉功能及顺应性。大便失禁患者肛管静息压及自主收缩持续时间显著下降，肛管高压区长度变短或消失。

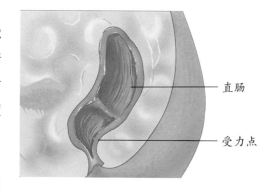

直肠

受力点

**7. 球囊逼出试验**

将导尿管插入球囊内，用线扎紧球囊末端，球囊外部浸水润滑，将球囊插入直肠壶腹部，注入 50 毫升的空气或 37℃温水，用夹子夹住导管。在注水过程中，询问患者有无便意，刚开始引起便意时，记录注入的水量（直肠感觉阈值）。嘱患者取习惯排便姿势尽快将球囊排出，同时记录排出的时间（在 5 分钟内排出为正常）。此检查可用来判断直肠的感觉是否正常，也可判断肛门括约肌的功能，临床上多用于鉴别肛门处阻塞和大便失禁。

### 8. 盆底肌电图检查

患者取左侧卧位，检查者手指套上指套，并涂润滑剂（常用液状石蜡、肥皂液或凡士林），轻轻插入肛门内，另一手将同心电极由臀沟尾骨尖下方刺入皮肤，向耻骨联合上缘方向行针，用肛门内手指控制针尖的方向和位置，进针 1~1.5 厘米可至肛门外括约肌浅层，进针 3~3.5 厘米可至耻骨直肠肌。进针后休息 3 分钟，待电活动恢复正常后，再开始检查。分别记录静息、缩肛及模拟排便时盆底肌电活动。通过检查可了解盆底肌的功能状态及神经支配情况，用于判断肛门括约肌缺损的部位及范围。

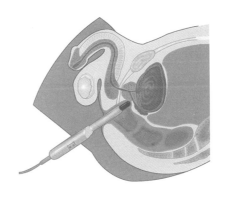

### 9. 肛管直肠内超声检查

通过肛管直肠内超声可以清晰地显示肛管直肠的各个层次、肛门内括约肌及其周围的组织结构，从而协助诊断大便失禁，并为手术切口的选择提供一定的依据。

在居家生活中做好自我评估，不仅能为诊疗提供依据，患者及其他照护者也能通过不断的评估来总结经验。在这个过程中，需要仔细观察和详细记录，从而提高居家照护的水平。

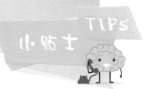

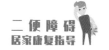

# 第七节　大便失禁的居家管理

## 一、排便训练

### 1. 排便意识训练

排便是可以随意志而延滞的，所以应当养成定时排便的习惯。早晨起床产生的起立反射和早饭后产生的胃结肠反射，都可以促进结肠的集团蠕动，产生排便反射。因此，大便失禁的患者可以在晨起或早饭后养成定时排便的习惯，这符合人体的生理需求。

### 2. 排便习惯的建立

排便习惯的建立，可以使个体达到固定时间排便、连续排便及肠道排空满意的目标。了解患者排便时间的规律，观察排便前表现，如多数患者进食后排便，照护者应在饭后及时给患者使用便器；对排便无规律者，酌情定时给予便器，以试行排便，逐步帮助患者建立排便反射。排便时需精力集中，克服大便时看报纸、看书或听广播等不良习惯。尽量缩短排便时间，但也要保证有足够的时间排净大便。对于能够下床如厕的患者，设立通气、光线充足、卫生设施配备良好、有坐便的独立卫生间，以保持其尊严和自立性。

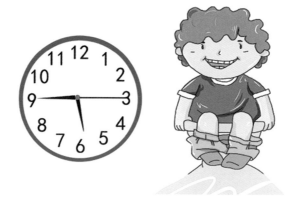

## 二、肛门训练

### 1.提肛运动

吸气时收腹、迅速收缩并升提肛门及会阴，停顿2~3秒，再缓慢放松呼气，一提一松就是提肛运动。对认知能力良好、有自控能力的患者，可以教会其做提肛运动。在做提肛运动的过程中，肌肉的间接性收缩起到了"泵"的作用，改善盆腔的血液循环，锻炼和强化支撑膀胱、大肠的肌肉舒张和收缩，防止大便失禁。正确和定期地锻炼能起到防治肛肠疾病、停止漏尿的效果。这项运动对促进性生活也有一定的帮助。

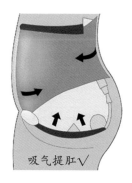 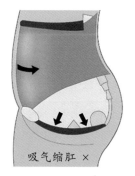

吸气提肛√　　　　吸气缩肛×

### 2.肛门运动

肛门运动包括肛门会阴部活动和以提肛为主配合躯干及肢体的活动。以下几种方法可以根据个人的实际情况，选择做1~2种或2~3种即可，不必都做。关键是要循序渐进、持之以恒，坚持下去一定会改善肛门括约肌的功能。具体方法介绍如下。

（1）肛门括约肌收缩法：采取坐位，有意识地收缩尿道、肛门括约肌（女性可同时收缩阴道），然后放松。如此反复50~100次，每日2~3遍。

（2）排尿止尿法：在排尿过程中，有意识地收缩会阴部，中止排尿，然后放松会阴部肌肉，继续排尿。如此反复，直至将尿排空，每日2~3遍。

（3）床上训练法：仰卧床上，以头部和两足跟作为支点，抬高臀部，

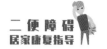

同时收缩会阴部肌肉，然后放下臀部，放松会阴部肌肉。如此反复20次，每日早晚各1遍。此运动可以增强腰、腹、臀、腿及盆腔等部位肌肉的肌力，提高这些部位的肌肉及肛门括约肌的功能。

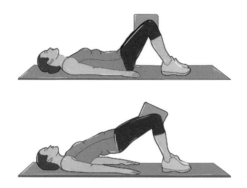

（4）放松呼吸：采取仰卧位，全身尽量放松，双手重叠于小腹，做腹式深呼吸，吸气时，腹部鼓起，呼气时，腹部凹陷。如此反复10~20次，每日2~3遍。

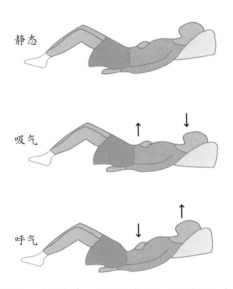

（5）夹腿提肛：仰卧位，双腿交叉，臀部及大腿用力夹紧，肛门逐渐用力上提，持续5秒左右，还原，可逐渐延长提肛的时间。重复10~20次，每日2~3遍。

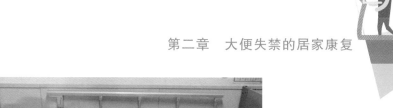

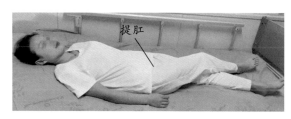

①仰卧

提肛

②双腿交叉并提肛

（6）仰卧屈膝挺身：仰卧屈膝，双足跟尽量靠近臀部，双臂平放体侧，以脚掌和肩部作为支点，骨盆抬高，同时收缩肛门，持续5秒左右，还原。重复5~10次，每日2~3遍。

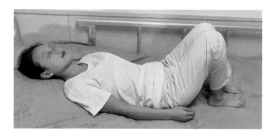

①仰卧屈膝

缩肛

②双足靠近臀部，盆骨抬高

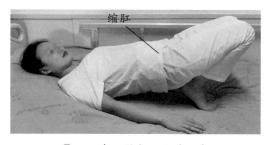

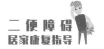
（7）坐立提肛：先坐在床边，双腿交叉，然后双手叉腰并起立，同时肛门收缩上提，持续5秒，再放松坐下。重复10~15次，每日2~3遍。

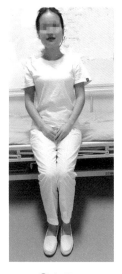
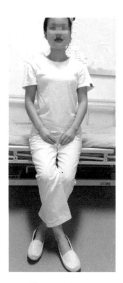
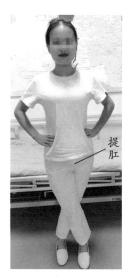

①坐位　　　　　　②双腿交叉　　　　　③起立提肛

（8）踮足收肛：采取站立位，双手叉腰，双腿交叉，踮起足尖，同时肛门上提，持续5秒，还原。重复10~15次，每日2~3遍。

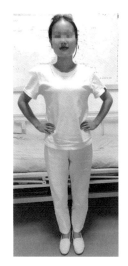
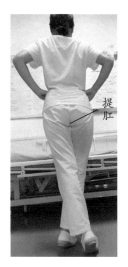

①叉腰站立　　　　　②踮起足尖提肛

### 3.肛门括约肌训练术

患者取侧卧位，放松，操作者四指并拢或手握拳于肛门向内按压5~10次。双手或单手于肛周有节律地往外弹拨，使肛门括约肌收缩—扩张—收缩，左右方向各10~20次。此方法可刺激直肠平滑肌和肛门括约肌收缩，诱发便意。

## 三、全身训练

全身运动如跑步或游泳，促使呼吸加快，吸气时肛门上升，呼气时肛门下降，一升一降必然带动肛门肌肉运动。利用一些物理疗法，如冷水、热水坐浴，通过冷热刺激，促使肛门直肠部肌肉收缩，可达到肛门运动的目的；坐浴时在肛周及骶尾下方长强穴做按摩，更能增强肛门括约肌的运动。

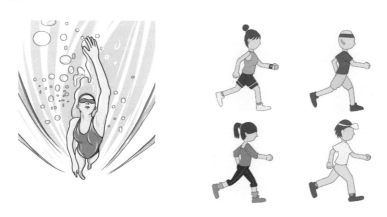

进行自我训练须注意因人而异，选择适宜自己的方式；量力而行、循序渐进；贵在坚持，持之以恒；选择合适的场地，注意安全。

小贴士 TIPS

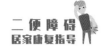

## 四、怎样选择合适的护理用具

皮肤护理对大便失禁及卧床患者是极其重要的，预防性措施仍集中在减轻压力、避免潮湿、更换体位、注意卫生、预防感染等方面，要做到这些，均需要失禁护理用具的辅助。因此，为患者选用正确的护理用具不仅可以提高患者的舒适感，还可以预防皮肤相关的并发症，是目前大便失禁患者居家护理应予以重视的内容。

**1. 大便失禁患者选择护理用具的原则**

（1）对不同程度的大便失禁患者有针对性地使用不同的护理用具。

（2）对皮肤无刺激，改善大便失禁带来的卫生问题。

（3）使用方便，患者或家属能够掌握使用方法。

（4）价格合理，一次性护理用品的选用必须考虑患者家庭的经济能力。

（5）产品具有防漏设计并且符合人体解剖学特点。

（6）符合环保生态要求。

**2. 护理用具的分类**

目前国内粪便收集装置主要分为收集型产品和吸收型产品。收集型产品主要为肛门袋。吸收型产品分为一次性失禁护理垫和一次性失禁裤（一次性纸尿裤）。一次性失禁护理垫（简称护理垫）和一次性失禁裤（简称失禁裤）是患者居家生活中出现大便失禁的首选，也是使用最普遍、最安全的用品。

（1）护理垫

1）作用：可缩小潮湿、污染的范围，降低皮肤的受损程度。目前市场上供大便失禁患者使用的吸收类产品众多，错误的选择可能让患者和家属手足无措，有苦难言。

2）选择要求：①吸收性好，能快速将液体转移至吸收芯；②皮肤接触层柔软，隔湿效果好，保持皮肤干爽；③透气性好，不宜太厚，减少不良气味；④使用简单，患者穿脱方便。

3）使用方法：护理垫取出两边反折，然后让患者侧卧，摊开护理垫，对准腰、臀合适的位置后，协助使用者翻向另一侧，小心拉出并打开护理垫的另一边。

4）规格与吸收容量的选择：不同规格的护理垫吸收容量不同，可根据患者的体型及失禁程度来选择，40厘米×60厘米的最大吸收容量为350毫升，60厘米×60厘米的最大吸收容量为540毫升，60厘米×90厘米的最大吸收容量为850毫升。

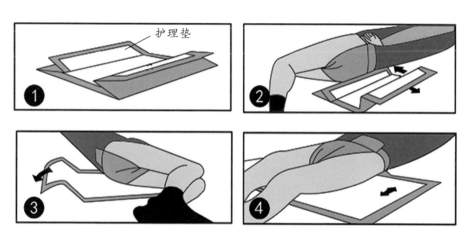

（2）失禁裤：使用简单，容易掌握，可为居家患者的康复、生活自理提供方便，减轻护理人员的工作量。

1）使用方法：将失禁裤对折拉松，呈凹槽弧形；协助患者取侧卧位，将对折过的失禁裤由患者正面穿过胯下（无腰部贴胶面的在腹部，有腰部贴胶面的垫在臀部）；整理并摊开失禁裤后片，妥帖包裹于臀部，再翻回平躺姿势。

2）使用对象及选择规格：失禁裤适合卧床或行动不便的中、重度失禁患者，型号和尺码较多，具体根据患者的腰部及臀部尺寸大小选择。

3）注意事项：①每次更换失禁裤前需用肥皂或洗手液洗手，从而

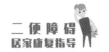

避免手中的细菌污染失禁裤；②更换失禁裤前或排便后需用温水清洗会阴部和臀部；③及时更换干净的失禁裤，保持皮肤干爽、清洁；④为患者勤翻身，加强皮肤观察，防止皮肤并发症的发生。

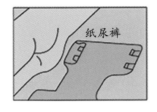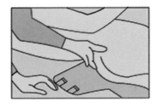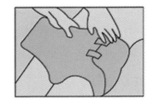

（3）内置性护理用具

1）自制脱脂棉条：根据患者的情况取脱脂棉适量，撕成团絮，卷成条索状，置于肛门口，上下夹住。由于脱脂棉有较强的吸收能力，能将患者排出的软便及稀便较好地吸收。此方法取材方便，经济实惠，使用简单易行，但需经常更换，及时擦拭肛周皮肤。

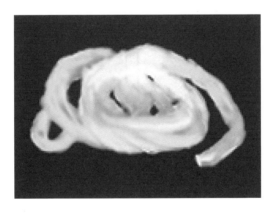

2）大便栓：聚氨基甲酸酯海绵制成的肛门控制塞，使用时将手指粗细的大便栓从肛门塞入，将其留置在肛门与直肠交界处，遇水膨胀后可截留住粪便。定时更换就可保证肛周皮肤完好。临床上64%的患者应用有效，但其中有2/3的患者感觉不适，不愿忍受，且不利排气，易造成腹胀；所有使用大便栓的患者中有43%的患者偶有大便栓滑脱。

3）内置式卫生棉条：由纯白棉绒压缩制成的一种妇女卫生用品，

呈圆柱形，长 5~6 厘米，与中指粗细相似，一头圆润，另一头有棉线尾丝。特点包括四个方面：①吸水性好，吸水后棉条向四周辐射状膨胀，不易滑脱，防止渗漏，保持体外清洁干爽。内置式卫生棉条可用于大便失禁及中度以上腹泻患者。将棉条圆润一头从肛门插入，至棉条全部进入肛门，尾丝留在肛门外。根据大便量的多少选择更换棉条的时间，一般 2~3 小时更换 1 次。更换时臀部下放便盆或臀下铺设护理垫。②有效预防大便失禁对肛周皮肤的炎性刺激，防止肛周皮肤溃疡、坏死，不仅可以减轻患者的痛苦，还可防止大便外溢引起的恶臭对室内环境的污染。③不需要再清洗溢出的大便及清洗肛周皮肤，大大减少了护理人员及家属的工作量；同时大大减少了纸巾、纱布、护理垫、床单、手套及皮肤保护药物的用量，减轻了患者及家庭的经济负担，节约了社会资源。④值得注意的是，消化道大出血的患者不能应用，因不能及时准确估计出血量；对于急性创伤后发热的患者也不建议使用，可能影响排气，导致患者腹胀。

（4）一件式造口袋

1）底盘柔软的一件式造口袋是护理大便失禁患者常用的护理用具，可以减少护理者的工作量。 一件式造口袋可使肛周皮肤一直保持干燥，一旦皮肤潮湿，造口袋即会自然脱落；而且粘在肛周皮肤上患者无不适感，不易对皮肤造成损伤。此方法可有效预防大便失禁引起的皮肤并发症，减轻患者的痛苦，也减轻了居家照护者的负担。

2）使用方法：操作者用手撑开肛周皮肤皱褶，测量括约肌大小（30~40 毫米）；底盘有刻度标识，将其裁剪至合适的尺寸；剃除肛门周围毛发，清洁并擦干肛门周围皮肤，保证干燥；在肛周与造口袋接触部位薄涂一层防漏膏，撕掉造口袋底盘上的保护纸；将造口袋向外对折后，对准肛门贴于肛周，先从肛周臀沟处由内向外贴起，贴好后按压5~10 分钟。造口袋收集粪水量达 1/3 或有肠胀气时，应及时排放，造口袋渗漏时应及时更换；有保留导尿管的女性患者最好采用会阴抹洗的

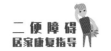
方法进行清洁。此方法不适合于能下床行走或烦躁的患者使用；造口袋粘贴的时间长短与护理人员粘贴技术有关，且必须两人合作；若肛周皮肤已有皮炎，可先使用造口粉及皮肤保护膜后再粘贴造口袋，已有溃疡者易脱落。

（5）橡胶肛管：对于昏迷、脊髓损伤、持续性植物状态等疾病引起的大便失禁，可使用 22 号粗肛管来引流稀便。将橡胶肛管插入乙状结肠中部（插入 18~22 厘米），肛门周围可不固定，肛门外端接上塑料袋，根据排便的量随时更换塑料袋。橡胶肛管引流可减少大便对肛周皮肤的刺激，帮助腹胀的患者排气。此方法所需材料虽然价格低廉，但对于居家护理来说，插入橡胶肛管易造成损伤，因此不推荐。

（6）自制气囊肛管：将一次性肛管前端 5~7 厘米处剪直径为 0.5~0.7 厘米的 6~7 个侧孔，在肛管 7~10 厘米处安置橡皮气囊，并用棉线将两端固定在肛管上。再按灌肠法将肛管插入患者直肠内 7~10 厘米，使气囊位于肛门处，向橡皮气囊注入 10 毫升空气并用夹子夹紧气囊注气管。充气的橡皮气囊填塞松弛的肛门，可有效控制大便自肛门外溢，保持局部皮肤干燥；"充气"与"放气"交替进行，防止局部受压过久而造成缺血，有利于促进肛门括约肌功能的恢复。肛管前端的 6~7 个侧孔增加了稀便流入肛管的机会，连接一次性负压引流器可快速有效地吸出肠内稀便；但此方法会给患者带来不适感，受排便动作的影响，肛管有从肛门滑脱的可能；且整个装置由不同材料拼装而成，连接处较多，牢固性较差，对于患者的居家护理实施难度较大。

## 五、大便失禁患者怎样安全用药

多数居家的大便失禁患者为慢性病，且可能同时患有多种疾病，需要长期治疗，用药种类较多。因此，保证患者有效、安全地用药，是大便失禁患者居家护理值得关注的问题。

### （一）用药注意事项

#### 1.避免不必要的用药

切忌不明病因就滥用药物，以免发生不良反应或延误疾病治疗。有些大便失禁可以通过饮食调理、改善生活方式及康复训练等方法缓解。

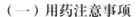
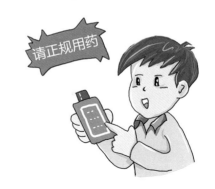

#### 2.遵从医嘱，切忌有病乱投医

有些患者凭借自己"久病成医"的经验，不经确诊就随便用药或加大用药剂量，或看别人用某种药物治好了同种疾病便效仿之，而忽视了自己的体质及病症的差异，反而延误病情，甚至造成药物中毒。建议大家在患病后去正规医院，先弄清楚病情，再对症下药。

#### 3.规律用药

选择适宜的用药时间。根据医嘱掌握好用药的最佳时间，可以提高药物疗效，减少不良反应。

#### 4.选择简便、有效的给药途径

口服和外用给药是一种简便、安全的给药方法，应尽量采用。

#### 5.防止药物过敏

凡是过敏体质者，或过去曾有药物过敏史者，服用药物都应格外小心，以往对某种药物有明确过敏史者应禁止再次使用。

#### 6.不要轻信广告宣传，忌滥用补药

体弱的患者可适当辨证用些补虚益气之品，但若为补而补，盲目滥用，很可能适得其反。有的患者听信广告用药，盲目购买，频繁更换品种，不但治不好病，药物的毒副作用反而对身体造成伤害。

### （二）目前治疗大便失禁的主要药物

#### 1.止泻药

对全结肠切除术后或合并腹泻的患者，应设法控制腹泻，使粪便成

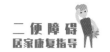

形，更易被节制机制所控制。洛哌丁胺（易蒙停）和可待因可降低肠道蠕动，减少肠道分泌肠液，增加肠道吸收水分和电解质，明显减少大便次数，减轻大便紧迫感。易蒙停的常规用量为每次 2~4 毫克，24 小时之内总量不超过 24 毫克，用量和次数都应根据医嘱个体化使用。我国对于大便失禁的患者药物治疗大多倾向于用一些收敛剂，如次碳酸铋或中药，以减少肠运转。

**2. 开塞露和灌肠**

开塞露和灌肠能帮助清空肠道，减少排便后的渗漏，适用于脊髓损伤及老年人重度便秘者的充溢性大便失禁。利用开塞露的高渗作用，软化大便，刺激肠壁，反射性地引起排便反应，再加上其具有润滑作用，能使大便容易排出。

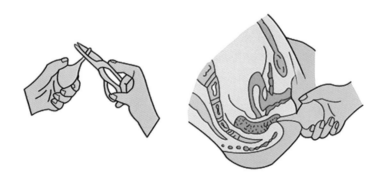

（1）开塞露的使用方法：患者取俯卧位或侧卧位，适度垫高臀部；将开塞露瓶盖取下，瓶口涂以油脂少许；嘱患者深吸气，持开塞露球部，缓慢插入肛门至开塞露颈部，快速挤压开塞露球部；挤尽后，一手持卫生纸按住肛门处，嘱患者收缩肛门，一手快速拔出开塞露外壳，并嘱患者保持原体位十分钟左右。其优点是操作简单、方便，患者无痛苦，值得推广。

（2）灌肠能够缩短大便失禁的周期。常用的灌肠液是含甘油成分的灌肠液，如开塞露和皂液等。

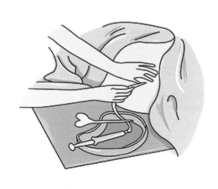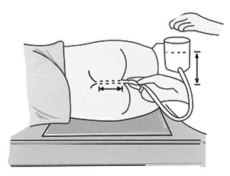

## （三）中药

中医治疗的基础是辨证施治，大便失禁也不例外。对于气虚下陷型大便失禁，治宜补中益气，收敛固脱，方用补中益气汤合真人养脏汤加减。对于脾肾双亏型大便失禁，治宜健脾益肾，强肌壮骨，方用脾肾两助丸。

## 六、怎样正确地进行饮食调理

许多疾病可以用改善饮食结构的方法来辅助治疗。对于大便失禁的患者，哪些食物能吃，哪些食物不能吃，怎样搭配更合适，在此部分进行详细描述。

### 1. 进食营养丰富的食物

要少食多餐，宜进高蛋白（表2-1）、高热量、含纤维素多且易消化的食物。进食和饮水分开进行，不能因为失禁而减少喝水，每日饮水量应保持在1500毫升左右。指导患者记录饮食和排便情况，寻找与疾病有关的饮食因素；避免食用可诱发腹泻或大便失禁的食物；对于乳糖或果糖不耐受者，应减少相关食物的摄入。

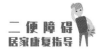

表 2-1　常见食物的蛋白质含量（每 100 克食物所含成分，仅供参考）

| 食物名称 | 食物图片 | 蛋白质（克） | 食物名称 | 食物图片 | 蛋白质（克） |
|---|---|---|---|---|---|
| 黄豆 |  | 35 | 兔肉 |  | 19.7 |
| 黑豆 |  | 36 | 猪肝 |  | 19.3 |
| 杏仁 |  | 22.5 | 虾皮 |  | 30.7 |
| 花生仁 |  | 24.8 | 核桃 |  | 14.9 |
| 南瓜子 |  | 33.2 | 鲢鱼 |  | 17.8 |
| 鸡蛋 |  | 13.3 | 蚕豆 |  | 21.6 |
| 牛肉 |  | 19.9 | 猪肉 |  | 13.2 |

### 2.增加膳食纤维的摄入

美国结直肠外科医师协会推荐，大便失禁患者膳食纤维摄入量为每日25~30克。人类膳食中的纤维素主要含于蔬菜和粗加工的谷类中（表2-2），膳食纤维包括粗纤维、半粗纤维和木质素。膳食纤维是一种不能被消化吸收的物质，过去认为是"废物"，2013年有研究认为，它在保障人类健康、延长生命方面有着重要的作用。因此，称它为第七种营养素。膳食纤维可增加粪便的体积，使粪便软化、成形，刺激肠蠕动，有助于恢复肠道功能，加强排便的规律性，有效改善大便失禁状况。但食物中纤维素摄入亦不能过多，加太多纤维素会造成腹胀甚至腹泻。

表2-2　常见食物膳食纤维含量（每100克食物所含成分，仅供参考）

| 食物名称 | 食物图片 | 膳食纤维（克） | 食物名称 | 食物图片 | 膳食纤维（克） |
|---|---|---|---|---|---|
| 麸皮 | | 31.3 | 豌豆 | | 10.4 |
| 荞麦 | | 13.3 | 鲜枣 | | 1.9 |
| 笋（干） | | 43.2 | 金针菇 | | 2.7 |
| 木耳（干） | | 29.9 | 猕猴桃 | | 2.6 |
| 香菇（干） | | 31.6 | 蕨菜 | | 1.8 |

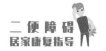
续表

| 食物名称 | 食物图片 | 膳食纤维（克） | 食物名称 | 食物图片 | 膳食纤维（克） |
|---|---|---|---|---|---|
| 紫菜（干） | | 21.6 | 西兰花 | | 1.6 |
| 银耳（干） | | 30.4 | 雪梨 | | 3.0 |

### 3. 适宜食物搭配

各种肉类、蛋类、奶制品、各种油、海鲜、酒精饮料、软饮料等都不含纤维素；各种婴幼儿食品的纤维素含量都极低（表2-3）。

表2-3 常见适宜食物

| 宜吃食物 | 宜吃理由 | 食用建议 |
|---|---|---|
| 牛肉 | 含有丰富的蛋白质及钙质，且无燥热的特性，有利于疾病的恢复。其含有的维生素B$_{12}$对神经的营养作用良好，可促进神经功能缺陷的恢复 | 250克与土豆同炖食用 |
| 豆浆 | 植物蛋白质含量高，与动物蛋白质联合使用，可增加机体的免疫功能，也能促进神经损伤的修复 | 250毫升直接饮用，热饮为佳 |
| 牛奶 | 动物蛋白质含量高，与上述植物蛋白质联合使用，可增加机体的免疫功能 | 250毫升每天服用 |

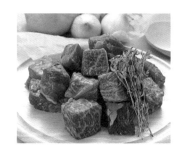
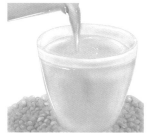
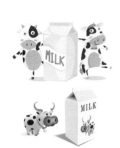

### 4.禁忌食物

在日常饮食中，患者最好忌食辛辣刺激性及碳酸含量高的食物。以下几种食物为大便失禁患者应少食或禁食的食物（表2-4）。

表2-4　常见的禁忌食物

| 禁忌食物 | 禁忌理由 | 宜吃建议 |
| --- | --- | --- |
| 辣椒 | 属于辛辣刺激性的食物，可造成膀胱周围神经损伤，还可抑制维生素B的吸收，从而抑制神经的营养作用 | 宜吃非辛辣刺激性的食物 |
| 咖啡 | 可增加结肠运动、促进胃结肠反射、增加小肠液分泌，减少咖啡因摄入（尤其是饭后），可减轻餐后排便急迫感和腹泻 | 宜饮牛奶和豆浆等 |
| 白酒 | 属于酒精性饮料，可抑制肠道神经的功能，造成肠道神经功能不全，可诱发尿失禁及大便失禁 | 宜饮果汁和豆浆等 |

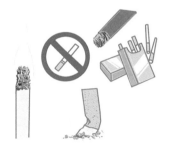 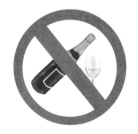

合理的膳食营养应该从两方面入手：

（1）搭配合理，营养平衡：没有一种食物能提供给我们身体所需要的全部营养物质，关键在于搭配不同的食物，组成合理的膳食，以提供机体所需要的多种营养素。

（2）合理的膳食制度：是指将全体食物定质、定量、定时地分配，"早餐像国王，午餐像大臣，晚餐像贫民"。进餐时间间隔不宜过长，也不宜过短。

TIPS
小贴士

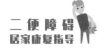
## 七、如何克服大便失禁带来的不良情绪

情绪是人们对客观事物的态度，是人们的需求是否获得满足的反映。情绪有积极和消极之分，积极的情绪可以提高机体的免疫功能，促进健康，从而提高生活质量；消极的情绪如心烦意乱、哀伤、焦虑、怨恨、冷漠等，则有害于身心健康。对于大便失禁的治疗和康复，患者持积极肯定的态度，就会有预期理想的效果。相反，如果患者仍然秉持着错误的观念，对疾病治疗和康复的态度自然就是消极否定的，行动肯定是被动的，

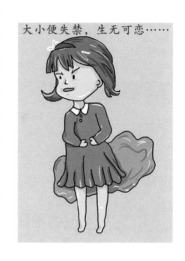

结果当然是不理想的。因此，患者在对待疾病、治疗时应有一个明确积极的态度。这样可以避免产生否认、愤怒、抱怨、懊悔、自怜等不良情绪，应积极接受治疗，以免贻误病情。对于老年人、危重患者的大便失禁，处理不是一个简单的卫生方面的考虑，当他们经历了直肠功能丧失后，经常有难以启齿、意志消沉、孤僻、害怕被发现的灰色心理。如果不及时防治，则会使他们精神颓废，社会适应能力进一步退化。对于老年人，家属应鼓励他们回到社会，可穿收腹裤或紧身衣裤，以增加肛门的节制能力，从而增加患者的生活信心，帮他们渡过难关。

### 1. 社会支持

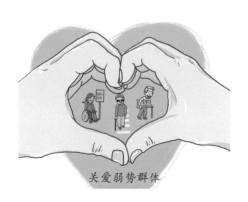

关爱弱势群体

社会支持具有缓解压力和直接影响患者身心健康和社会功能的作用，患者得到的社会支持越多，心理障碍的症状就越轻。家庭支持是大便失禁患者社会支持的主要来源，扮演着促进和保护个人健康的

重要角色。得到良好的家庭支持的患者，其生活质量高于其他患者。对心情抑郁、消极悲观的大便失禁患者，家属应采取启发、开导、疏通、宣泄等方法，通过观察、谈话，引导患者说出自己的痛苦、委屈及内心的不安，消除心理积郁。对内心孤单、失落感严重的老年患者，家属及朋友应给予更多的关心和照顾，同时引导患者与患者之间广泛交往，这样能使患者倍感亲切和安慰，情绪变得乐观，积极配合治疗和照护。

### 2. 家属永恒的爱心

家属能给予痛苦中的患者希望和勇气。家属应先调整好自己的心态，正视现实，接受现实，振作精神，因为家属的情绪和心态会直接影响患者。家属须通过医护人员、书籍、网络等多种渠道学习和掌握一些大便失禁患者的居家护理和饮食调理方面的知识。患者的日常生活、膳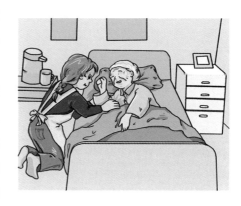食、服药及康复锻炼等方面要有科学根据，不能只按患者的喜好确定。在改变患者的某些不良生活和饮食习惯上，要靠家属"把好舵"。家属还要做患者与医生联系沟通的使者，督促并帮助患者定期到医院复查，就诊中如实向医生反映患者的病情变化。

### 3. 创造欢快的环境氛围

如果能让患者听一些轻快、明朗的乐曲，可使他们的情绪振作起来；旋律舒缓的乐曲则能使患者的情绪安定。因为人的情绪活动不仅与大脑皮质有密切关系，而且与人们的内分泌系统、自主神经系统、丘脑下部和边缘系统关系密切。能够使人们感觉轻松、舒适的音乐，就能改善和加强人的大脑皮质、边缘系统和自主神经系统的功能，从而调节其情绪状态。

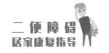

前体操名将桑兰，1998 年在参加第四届美国友好运动会进行跳马比赛的赛前热身时不慎受伤，造成第 6、第 7 颈椎骨折，脊髓损伤，胸部以下高位截瘫，大小便功能障碍。桑兰遭受如此重大的变故后却表现出难得的毅力，她的主治医生说："桑兰表现得非常勇敢，她从未抱怨什么，对她我能找到表达的词就是'勇气'"。就算是知道自己再也站不起来之后，她也绝不后悔练体操。她说："我对自己有信心，我永远不会放弃希望"。通过积极的治疗和不断的康复训练，桑兰不仅预防和控制了截瘫带来的各种并发症，像穿脱衣服、袜子和鞋，独立进食，洗脸、刷牙、洗澡、用电脑，从轮椅到床之间的切换等都能够自己完成，自理能力有了很大的提高，大小便也在医生指导和药物的帮助下形成了良好的习惯和规律。桑兰通过不断的努力回归到社会中，用她的行动证明了自己。她在北京大学学习、加盟星空卫视主持节目、担任申奥大使、参加雅典奥运北京接力……她充满阳光的笑容总能给人希望！

小贴士 TIPS

# 第八节　大便失禁的防治

## 一、养成良好的排便习惯

尽量养成每日排一次大便的习惯，时间最好选在早餐后 20 分钟左右。排便时要集中注意力，不要读书或看报，也不要与他人谈话；每次排便的时间控制在 5~10 分钟，做到排尽即起，不要养成"空坐马桶"的习惯。

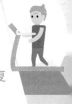

## 二、勤做肛门保健操

每日坚持做肛门保健操1~2次。方法：在右手食指上套上指套，在指套上涂抹少量的红霉素软膏，然后用食指在肛门口处按摩10~20下；再将该手指慢慢伸入肛门内，一直伸到不能伸入为止；然后将伸入肛内的手指向肛门的前、左、右、后四个方向扩张肛管。扩张时用力要适中，可持续2~3分钟，然后拔出手指擦干肛门（有痔疮的患者此时可在患处涂抹痔疮膏）。站起身来，将肛门用力向上提缩20~30下。

## 三、积极治疗原发病

大便失禁的原因有很多，及早控制原发病是治疗大便失禁主要的治疗方法之一。同时要与急性细菌性痢疾、急性肠炎等疾病偶尔出现的大便失禁鉴别。但这些疾病所表现的大便多数情况下能随意控制，并且患者多有腹痛及脓血便或水样便，经对症治疗后，随着腹泻症状的缓解、大便成形，而偶发的大便失禁就消失了。

## 四、早期预防是关键

大便失禁采用内科保守治疗方法对40%的患者有效，外科治疗虽然有60%~90%的患者得到改善，但仅有24%~58%的患者在术后6~12个月能节制大便。

肛门直肠损伤对肛功能的损害，与损伤的原因和程度有关，也是保留排便功能的重要环节。因此，必须重视肛管直肠环的重建，这是术后恢复排便功能的关键。肛周若有不适，应及早医治。肛周不仅皱褶多，皮脂腺和汗腺也很多，加上排出的大便内有大量细菌，极易诱发感染，所以一旦发现肛周不适或疼痛，应及时治疗，防止疾病加重。

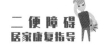
### 五、保持肛周卫生是常态

对大便失禁患者，应注意保持局部清洁，经常用温水擦洗会阴部、肛门周围及大腿内侧皮肤。便后用温水、肥皂洗净会阴及肛门周围，夏天可补些爽身粉。另外，在大便后可用温水清洗肛门，一次洗 3~5 分钟。在清洗肛门时不要使用强碱性肥皂。同时可做一下肛门保健操，撒点爽身粉，保持局部干燥。要保持床单和衣服干燥、清洁平整，随湿随换，及时更换污染的衣被，避免排泄物刺激引起的并发症。若出现肛门周围发红，可以涂凡士林、四环素软膏或氧化锌软膏等使其收敛，并用软纸或洁净的旧布把双侧臀部隔开，避免相互摩擦，加剧创面的破裂。患者的居室要适当通风，保持空气新鲜。选用内裤、手纸要科学，内裤应选质软且薄的棉布制品，不要穿粗布或化纤品。手纸应以薄、软、褶小、均匀为宜。不要用报纸或其他废纸。

### 六、定期坐浴是肛门保健的好方法

轻微的肛门疾患，坐浴会收到明显效果。要求水温不能过热，以免烫伤，但也不能过凉而起不到作用。坐浴时间一般不能少于 20 分钟。坐浴期间可适当加热水，以促进肛周血液循环，减轻炎症反应。

### 七、居家环境管理不容忽视

患者应居住在通风、带有卫生间的房间，采用具有冲洗功能的智能马桶。有研究显示，采用冲洗的方式护理大便失禁的患者，可以降低失禁性皮炎的发病率。对于老年大便失禁患者，应该有专人陪护，以防大便失禁造成失禁性皮炎或压疮发生。

### 八、生物反馈电刺激疗法

生物反馈电刺激疗法是近年发展起来的一种康复手段，广泛应用于各种盆底肌功能障碍性疾病的治疗。

（1）生物反馈电刺激治疗的原理为用仪器监测肛周肌肉群的生物信号，并将信号以声音或图像的形式显示出来，信号传达给被治疗者。通过声音的高低或图像的变化使患者了解自己肌肉的功能，以及患者控制肌肉的收缩强度和时间，从而可以按照视听信号的提示有意识地控制特定肌肉，达到锻炼的目的。电刺激在功能和结构上使易于疲劳的Ⅱ型横纹肌转为Ⅰ型，使肌肉的抗疲劳性增强。肛门外括约肌和盆底肌受来自脊髓骶段（$S_2$~$S_4$）的骶神经支配，通过电刺激直接激活阴部神经的传出运动纤维，增加肛门括约肌压力，刺激传入感受神经纤维，从而反射性激活运动神经，进而作用肌肉引起肌收缩。刺激感觉神经提高对大便的感受，增加直肠顺应性，调节局部排便反射。与传统方法相比，采用生物反馈电刺激治疗大便失禁具有效果明显、科学、无创伤、无痛苦等优点。

（2）生物反馈电刺激治疗适用于括约肌修补术前后仍有持续或反复大便失禁者及产后早期有大便失禁症状的妇女。训练方案可分为三个阶段：第一阶段提高肌肉张力，采用Kegel法训练；第二阶段训练患者肛门自主收缩时肛门括约肌与直肠的协调性，采用生物反馈触发电刺激训练法，以患者能耐受为限度，通常刺激强度为8~20毫安，刺激时间为20分钟，频率为5~10赫兹；第三阶段以引起直肠扩张感的容量阈值开始扩张直肠，使肛门外括约肌反射性收缩，防止大便失禁。

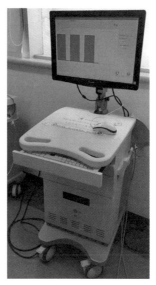

## 九、骶神经电刺激

1995年，Matzel报道用骶神经电刺激技术治疗大便失禁，此前该技术用于治疗小便失禁。电刺激骶神经控制排便的机制：刺激运动神经

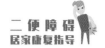
增强肛门括约肌收缩，促进肛门外括约肌转为耐疲劳型肌肉；刺激感觉神经提高对大便的感受，调节局部排便反射。骶神经电刺激技术相对简单，刺激电极端经骶孔穿刺与骶神经相连，另一端经皮下连接到腹壁皮下小袋中的电刺激仪。此方法适用于各种原因所致的大便失禁但肛门括约肌结构完整的患者。禁忌证是骶骨病变如脊柱裂。通过内镜超声可确定肛门括约肌结构是否完整，肛管测压能确定肛门括约肌的功能状况，以帮助筛选适合的病例。但最好的方法是在持久地置入电刺激仪前，电极及皮穿刺刺激骶神经，同时观测肛门括约肌压力。若刺激 1 周压力提高 50％以上者为较佳的适应证者，可更换为持久的刺激仪。

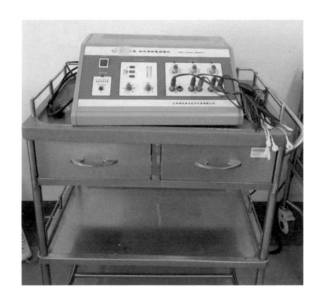

## 十、中药敷脐疗法

将补骨脂、五倍子、肉豆蔻、五味子各 10 克，吴茱萸 5 克共研为细末，用食醋调成糊状，敷于脐部，并以小纱布覆盖固定，保留 24 小时。每日 1 次，连续 5 日为一疗程，两个疗程后观察效果。

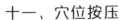

## 十一、穴位按压

穴位按压有助于产生排便感。用右手四指（除小指外）呈矩形在脐周距脐两横指的位置分上下左右四个点按压；在双手手指末端指甲两侧分别按压，交替进行，同样有助于产生便感；按摩足三里、关元、长强等穴位，对大便失禁有一定疗效。

## 十二、针　灸

针灸是我国传统医学的疗法，被证明是治疗功能性大便失禁安全有效的方法。取穴：百会、内关、神门、气海、关元、足三里、承山，肛周3点、6点、9点、12点（4穴均距肛周1厘米）；脾虚不固加脾俞，肾虚不固加肾俞、命门。

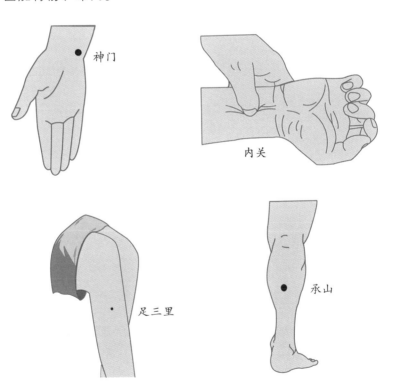

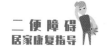

## 十三、失禁相关性皮炎的治疗

失禁相关性皮炎（IAD）简称失禁性皮炎，是指皮肤长期或反复暴露于粪便和尿液中对皮肤造成不良刺激，导致伴有或不伴有皮肤红肿、破损或水疱，常伴有瘙痒及不适感的一种疾病。

**（一）主要临床表现**

失禁性皮炎常出现红斑、水肿、浸渍、剥脱、破损、丘疹和水疱，伤口的边界通常不清晰、呈弥散状，伴有瘙痒或疼痛及继发性的真菌感染，俗称尿布疹、尿布性皮炎或会阴部皮疹等。失禁性皮炎的症状与Ⅰ、Ⅱ期压疮的临床表现相似，不易区别，但失禁性皮炎发生的区域不在骨突部位，通常呈弥散状，分布在一些皮肤皱褶处。有研究报道指出，失禁性皮炎在老年住院患者中的发病率为8%~51%。对患者的心理、生理及生活等均造成了严重的影响。

**（二）影响因素**

**1. 年龄**

随着年龄的增长，人体的各个器官都会发生老化。皮肤的变化与老化过程密切相关，包括表皮细胞代谢能力下降，皮下脂肪层变薄和保护性的油脂分泌减少等。老年人的皮肤角质层水分含量低，皮肤的屏障功能减弱，易受到各种化学刺激的影响，导致皮肤损伤，失禁性皮炎发生的概率明显增加。

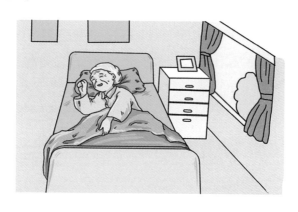

### 2.环境及皮肤的 pH

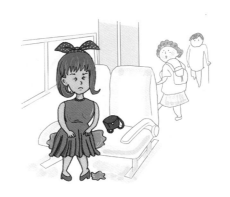

大便失禁通常被认为是导致失禁性皮炎发生的主要刺激源，主要是因为大便中所含的氨碱能激活蛋白酶和脂肪酶，从而刺激皮肤。当发生大便失禁时，粪便对皮肤的刺激将会更大，范围也会更广，因为水样便中包含有对皮肤刺激更强的物质，如胰腺脂肪酶和胆盐。大小便双重失禁造成皮炎的患病率最高，主要原因可能与大便中含有丰富的消化酶会将尿液中的尿素进行分解形成氨，增加皮肤的碱性，皮肤屏障功能受损，使细菌更容易入侵有关。无论何种大便，都会产生氨，增加皮肤的 pH，引起皮肤干燥及瘙痒，导致皮肤完整性受损的风险增加。

### 3.摩擦力及细菌定植

老年大便失禁患者常使用纸尿裤或一次性尿垫，这样会增加会阴部或肛周皮肤所受到的摩擦力，使皮肤弹性及耐受力下降。皮肤长期与尿液、粪便接触，造成局部细菌定植繁殖，增加感染风险。

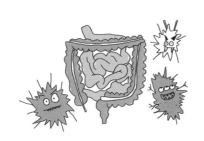

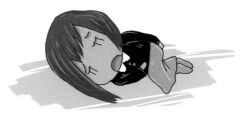

我肛门痒是怎么回事啊？

### 4.患者的自理能力下降或丧失

家属需要关注患者组织耐受力、翻身、穿衣、整理用物及如厕能力，判断患者移动能力、认知意识、感官知觉，这些都是发生失禁性皮炎的危险因素。意识障碍的患者要特别关注是否有大小便失禁，是否会引起失禁性皮炎。特别是对深昏迷患者，可结合会阴部评估量表（PAT）及时评估失禁性皮炎发生的风险因素。

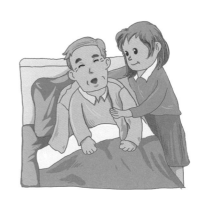

### 5. 重视程度不够

失禁性皮炎作为大小便失禁患者最主要的并发症，是老年人、瘫痪患者、直肠或肛管疾病及长期卧床患者常见的并发症之一，也是很普遍的问题，但是在家庭中并没有得到患者和家属的重视。美国疾病控制中心报道，年龄大于 65 岁的老年患者中，有 15%~34% 都会出现不同程度的大小便失禁。失禁性皮炎是近几年在伤口、造口和大小便失禁领域提出的一个新的概念。2007 年，美国一些临床专家与研究人员正式提出失禁性皮炎的评估、预防和治疗的相关策略与建议。我国护理人员在过去的十余年中，主要致力于研究发生失禁性皮炎后的护理措施。随着发病率的增加，失禁性皮炎将会被医务人员和患者及家属越来越重视，治疗和护理也将更加系统和规范。

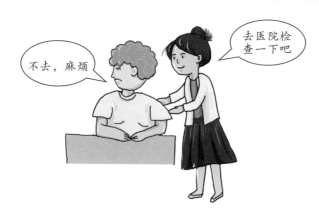

### （三）鉴别"失禁性皮炎"和"压疮"

越来越多的患者家属将臀部的皮肤红肿、水疱和破溃等情况都统称为压疮，并按照压疮护理方法进行照顾和护理，造成臀部症状加重。患者及家属不能区分是大便失禁性皮炎还是压疮，也不知道如何护理失禁性皮炎。下面将对怎样鉴别失禁性皮炎和压疮进行详细描述。

#### 1. 病因不同

失禁性皮炎主要是因为大小便失禁造成肛周皮肤长期处于潮湿环境中，皮肤碱性化，皮肤与床单或衣服长时间摩擦等因素致皮肤完整性受损。压疮主要是因为垂直压、摩擦力、剪切力等原因导致局部皮肤受压，组织持续缺血缺氧，组织液和淋巴回流受阻，缺血再灌注损伤，细胞持续性变形导致细胞老化加速，最终导致细胞和组织死亡。

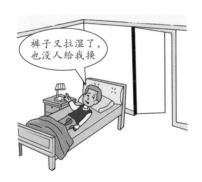

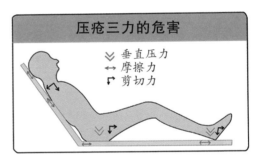

#### 2. 失禁性皮炎与压疮的区别

失禁性皮炎与压疮均容易发生于臀部，很难鉴别。过去临床上并没有准确区分潮湿、摩擦、压疮导致的皮肤损害，并把潮湿相关性皮肤损害归入Ⅱ期压疮。在新的压疮分级系统里，2016年，美国国家压疮咨询委员会（NPUAP）对Ⅱ期压疮的定义进行了补充。Ⅱ期压疮是部分皮层缺失伴随真皮层暴露。伤口床有活性、呈粉色或红色、湿润，也可表现为完整的或破损的浆液性水疱；脂肪及深部组织未暴露；无肉芽组织、腐肉、焦痂；该期损伤往往是由于骨盆皮肤微环境破坏和受到剪切力，以及足跟受到的剪切力导致。该分期不能用于描述潮湿相关性皮肤

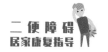

损伤，如失禁性皮炎，皱褶处皮炎，以及医疗黏胶相关性皮肤损伤或创伤伤口等。

临床上，失禁性皮炎与压疮会独立出现，也会同时存在。失禁性皮炎患者的皮肤非常脆弱，若受到外界的摩擦力、剪切力或垂直压力，比平时更容易产生压疮。具体的鉴别方法见表2-5。

表2-5　失禁性皮炎与压疮的区别

| 内容 | 失禁性皮炎 | 压疮 |
|---|---|---|
| 病因 | 大小便失禁 | 暴露于压力、剪切力之下 |
| 外界因素 | 环境潮湿 | 感觉消退、活动量减少 |
| 位置 | 皮肤皱褶部位、臀部、大腿内侧、肛周、会阴、护理垫应用处 | 通常覆盖骨突处，或与医疗设备的位置相关 |
| 颜色 | 深色皮肤表现为深红色，浅色皮肤表现为淡红色或浅红色；呈斑状，粉白相间 | 深红色或栗色；非苍白性发红表现为红色或粉红色；紫蓝色（深点状，不均匀分布，四周皮肤组织可能受到损害）；黑色（出现坏疽） |
| 形状 | 呈弥散性，表现为不规则、镜面性 | 边缘或边界清晰 |
| 深度 | 主要为浅表性，可累及表皮、真皮 | 部分皮层，甚至全部皮层，可累及皮下组织、肌肉及骨骼 |
| 边界 | 不清楚 | 清楚 |
| 分泌物 | 无 | 伴有大量脓性渗出物 |
| 坏死组织 | 未出现坏死组织 | 伴有坏死腐肉，黑色坏疽 |
| 症状 | 疼痛、烧灼感、瘙痒、刺痛 | 瘙痒、锐痛，换衣时疼痛加重 |
| 伴随 | 周围的浸润 | 潜行、窦道 |
| 其他 | 可能出现继发性浅表性皮肤感染（如念珠菌感染） | 可能出现继发性软组织感染 |

### 3. 发生病史不同

（1）如果皮肤损伤是由于长期受压力和（或）剪切力导致的，即使现在不受压力或剪切力影响，也应该考虑为压疮。表浅线状损伤经常是由于移除敷料或医用胶布造成的，这种伤口既不是失禁性皮炎，也不是压疮，而应该考虑为撕脱性皮肤损伤。

（2）如果采取了减压措施且使用合适的敷料超过 7~10 天（将伤口按照压疮处理），伤口没有改善，且存在潮湿，则要考虑失禁性皮炎的可能；疑似失禁性皮炎的皮肤损伤在使用皮肤保护产品或失禁 – 潮湿管理 2 天后仍然没有好转，并且合并压力和（或）剪切力，应考虑压疮。当诊断不明时，建议到皮肤科进行检查。

### 4. Ⅰ、Ⅱ期压疮与轻中度失禁性皮炎的区别

临床上对Ⅰ期压疮和轻中度失禁性皮炎是最难辨别的，二者均表现为完整皮肤的红斑，主要靠变白能力测试辨别。即轻压红色区域，不变成苍白色且位于骨隆突处的可确定为Ⅰ期压疮。测试时要有明亮的光线，皮肤暴露压力是否处于骨隆突处（臀部）或医疗器械使用处。失禁性皮炎通常需要触诊，注意皮肤的温度、硬度等情况变化，考虑患者是否存在瘙痒、疼痛等情况，综合鉴别。Ⅱ期压疮与中度失禁性皮炎辨别则比较困难，二者均为皮肤层的部分损伤（表 2-6）。

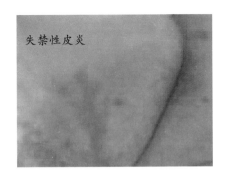

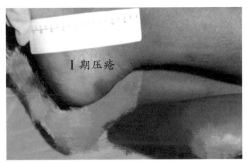

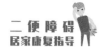
**表 2-6　失禁性皮炎与Ⅰ、Ⅱ期压疮的区别**

| 因素 | 失禁性皮炎 | Ⅰ期压疮 | Ⅱ期压疮 |
|---|---|---|---|
| 皮肤状况 | 暴露于尿液或粪便 | 暴露于压力、剪切力或活动受限 | 暴露于压力、剪切力或活动受限 |
| 部位 | 尿液、粪便易积聚的皮肤皱褶处 | 骨隆突处或外来压力受压部位 | 骨隆突处或外来压力受压部位 |
| 伤口床颜色 | 有光泽，红色，反光，无腐肉 | 非苍白性发绀正常，可能触及肿胀 | 有光泽，粉红或红色的开放性伤口，无腐肉 |
| 伤口周围组织 | 红色、炎性、水肿 | 正常，可触及肿胀 | 可触及肿胀 |
| 涉及区域特征 | 斑点状，外观不均匀 | 单一区域的红斑 | 边缘清晰的单一溃疡 |
| 疼痛 | 烧灼感，刺痛，瘙痒 | 锐痛，一般无发痒 | 锐痛，一般无发痒 |
| 气味 | 尿味或大便味 | 无 | 无，感染时即可有 |
| 其他 | 白色念珠菌常见症状 | 卸下装置或更换位置发红消失 | 压疮床较浅，上皮形成后可愈合 |

### 5. 护理评定量表不同

（1）失禁性皮炎：推荐使用由美国国家压疮顾问小组颁布的实用性诊断工具——失禁性皮炎干预工具。共四项12分（表2-7），分数越高，表明发生失禁性皮炎的危害性越高，总分为4~6分属低危险群，7~12分属高危险群。

**表 2-7　失禁性皮炎评估量表**

| 评估项目 | 1分 | 2分 | 3分 |
|---|---|---|---|
| 刺激物类型 | 成型的粪便或尿液 | 软便混合或未混合尿液 | 水样便或尿液 |
| 刺激时间 | 床单/尿布（每8小时换1次） | 床单/尿布（每4小时换1次） | 床单/尿布（每2小时换1次） |

续表

| 评估项目 | 1 分 | 2 分 | 3 分 |
|---|---|---|---|
| 会阴部皮肤状况 | 皮肤干净、完整 | 红斑、皮肤合并或不合并念珠菌感染 | 皮肤脱落、糜烂合并或不合并皮炎 |
| 影响因素（低蛋白、感染、鼻饲营养或其他） | 0~1 个影响因素 | 2 个影响因素 | 3 个影响因素 |

（2）压疮评估量表：在临床上获得认可及常用的压疮危险因素评估表有 Anderson 症状评估量表、Waterlow 压疮风险评估量表、Norton i5F 压疮风险评估量表、Braden 评分量表（表 2-8）、Cubbin & Jackson 评分量表等。美国的压疮预防指南推荐应用 Norton i5F 和 Braden 两种量表，尤其是 Braden 评分量表被认为是较理想的压疮评估量表，其敏感性和特异性较为平衡。使用 Braden 评分量表对高危患者采取干预措施后，压疮的发病率下降 50%~60%。目前已在世界上多数医疗机构中应用。Braden 评分量表包含六个被认为是压疮发生的最主要危险因素，即感知功能、潮湿情况、活动能力、体位变换能力、营养进食状况、摩擦力和剪切力。这六个方面除了"摩擦力和剪切力"为 1~3 分外，各项得分均为 1~4 分，每个因素分为 4 个分值等级，总分 6~23 分，评分分值越小，压疮发生的危险性越高，18 分为压疮发生危险的诊断界值。

表 2- 8　Braden 评分量表

| 评估内容 | 4 | 3 | 2 | 1 |
|---|---|---|---|---|
| 感知功能 | 正常 | 轻度受限 | 非常受限 | 完全受限 |
| 潮湿情况 | 正常 | 皮肤有时会潮湿 | 皮肤经常潮湿，床单需要经常更换 | 大小便失禁 |
| 活动能力 | 正常 | 偶尔下床活动 | 可以坐椅子 | 完全卧床 |
| 体位变换能力 | 自主翻身 | 身体或四肢的轻微活动 | 偶尔可有身体或四肢的轻微活动 | 完全受限 |

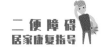
续表

| 评估内容 | 4 | 3 | 2 | 1 |
|---|---|---|---|---|
| 营养进食状况 | 良好 | 尚可（进食量超过常规的 1/2） | 较差（进食量为常规的 1/2，可能存在鼻饲不足的问题） | 很差（禁食、单纯输液超过 5 天，进食量小于常规的 1/3） |
| 摩擦力和剪切力 | | 无问题 | 有潜在问题，可能会下滑，翻身需要别人帮助 | 存在明显问题，经常在床上下滑，翻身完全需要别人帮助 |

**4. 失禁性皮炎的临床分期**

根据失禁性皮炎的轻重情况，通过对失禁部位皮肤评定后，将失禁性皮炎分四期。

（1）轻度失禁性皮炎：暴露于大小便的皮肤变得潮湿但仍完整，无水疱，皮肤呈粉红色并向周围扩展，边界不规则；对深色皮肤患者，颜色改变较难判别，此时应触诊确定；皮温高于没有受尿液、粪便刺激部位；感知功能及沟通能力正常的患者可以感觉到烧灼感、针刺感等。

（2）中度失禁性皮炎：受刺激的局部皮肤发亮或呈明显红色，但在深色部位，可表现为发白、发黄或深红/紫色；局部皮肤光亮，潮湿明显，伴有血水样渗出液或针尖状出血，或呈凸起状，可以伴有少量皮肤缺损；患者可以感觉到明显的疼痛。

（3）重度失禁性皮炎：受刺激的部位出现部分皮层缺损，呈红色伴有渗出或出血；深色皮肤患者，可以表现为皮肤发白、发黄，或皮肤呈深红褐色和紫色。

（4）合并真菌性皮炎：可伴有任何程度的失禁性皮炎损伤皮疹，通常位于发红部位的边缘（深色皮肤患者，可表现为皮肤发白、发黄，或皮肤呈深红褐色和紫色），也可表现为丘疹或仅为平坦的斑点(白/黄)。患者常诉有痒痛感。

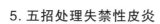

### 5. 五招处理失禁性皮炎

在现代家居生活中，发现大小便失禁的患者越来越多，因失禁造成的皮炎也在不断增加。对如何控制好家居环境中发现的失禁性皮炎并没有明确的标准，往往让家属措手不及。可以通过以下方法处理失禁性皮炎。

第一招——皮肤清洁：会阴部皮肤属于弱酸性（pH 5.4~5.9），脆弱、敏感、易破溃，根据这些特性来选择相应的清洗液。家庭中常用的肥皂pH 为 9.5~11，当碱性肥皂遇到水溶液后会促使皮肤 pH 升高，而高 pH 溶液增加角质层细胞的肿胀并改变角质细胞的性状。因此，建议皮肤清洗液为中性或弱酸性（接近 pH 5.5），有助于减少皮肤的损伤。现在市面很多沐浴露都属于弱酸性，作用于污物和细菌，有一定的乳化作用，能轻松移除有害物质。专门用于失禁性皮炎的皮肤清洗液通常含有清洁剂和表面活性剂，部分产品也含有润肤剂和保湿剂成分，以此来维持适宜的皮肤屏障功能。在清洗皮肤时，注意动作要轻柔，而不是用力擦拭，不断频繁地清洗和擦拭皮肤会增加皮肤的损伤，造成皮肤擦伤。要尽早进行皮肤清洗，这样可以减少尿液和粪便对皮肤的刺激。

第二招——滋润：所谓润肤就是修复或增加皮肤的保湿屏障，保持含水量，防止水分丢失。皮肤的这种保护功能取决于其皮肤完整性角化细胞和细胞间的脂质所形成的屏障功能。滋润产品通常含有水分、保湿剂和润肤剂。润肤剂的主要成分是脂质，即脂肪、蜡或油类。市面上一些润肤剂除了含有脂质，还含有保湿成分，如甘油、马油等。对于皮肤干燥的患者来说，常规使用滋润产品是非常必要的，它可以提高皮肤的水合作用并降低其他如皮肤撕脱的发病率。但这些滋润产品的配方有可能会导致过敏性皮炎，因为防腐剂、香料等的存在，在选择润肤剂时一定要注意这点。

第三招——皮肤保护剂：主要作用是在皮肤上形成一层密闭或半透性的保护层，以此减少尿液或粪便对皮肤的刺激。对大小便失禁的患者是必需的一步，可有效保护会阴部皮肤免受粪水或尿液的侵袭和损害，

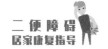

同时避免了频繁冲洗或擦洗带来的机械性刺激。在选择皮肤保护剂的时候，不要选择含酒精的保护剂，这样即使接触破损皮肤，患者也无疼痛感，乐于接受。目前使用比较多的皮肤保护剂有凡士林、二甲硅油软膏、氧化锌软膏、炉甘石洗剂等，其中炉甘石洗剂是由炉甘石、氧化锌、利凡诺等药配制而成，炉甘石和氧化锌对皮肤有收敛保护作用，并具有一定的防腐作用。使用炉甘石洗剂外涂皮肤后，由于水分的蒸发，患者倍感凉爽，可缓解瘙痒症状，晾干后形成的淡红色或者灰白色粉状薄层，有润泽皮肤和黏附粉剂的功能，起到一层保护膜的作用，也即皮肤的屏障作用，能有效防止大便、尿液对皮肤的刺激，保护创面。而利凡诺对革兰阳性菌及少数革兰阴性菌有抑制作用，毒性小，有较好的抗炎作用。

第四招——护理用具：失禁性皮炎更多是因为大便失禁而造成的，粪便的堆积及不正确的清洗使得皮肤处于受损的风险中。适当地使用粪便收集装置是改善失禁性皮炎的护理方法之一。目前国内粪便收集装置主要分为收集型和吸收型两类产品。收集型产品主要为肛门袋，完成对皮肤的清洁、滋润、保护后进行使用。主要应用于水样便患者，能很好避免大便刺激肛周皮肤，大大减少了照护者的工作量。肛门袋因留置时间受限，且患者舒适度欠佳，故在使用过程中为使造口袋底盘与肛周皮肤粘贴牢固，需按12、3、6、

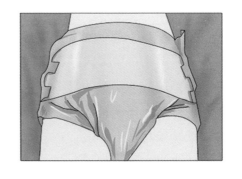

9点钟的方向剪开底盘内缘和外缘进行粘贴，粘贴前需焐热肛门袋底盘，粘贴后同样需持续捂住肛周使底盘与肛周皮肤紧贴。使用肛门袋会影响患者肛周皮肤的观察，且频繁粘撕肛门袋会增加肛周皮肤损伤的风险。吸收型产品是指一次性棉垫或纸尿裤，但其只能减少大、小便污染范围，在一定程度上减少对皮肤的损害，不能避免皮炎的发生。

第五招——预防：对于皮肤问题，预防永远胜于治疗。因此，在皮

肤尚未出现严重问题时，就应该采取必要的预防措施来维持皮肤的完整性。失禁性皮炎的根本原因是皮肤长期受各种排泄物刺激致皮肤的完整性受损。预防的重要措施就是减少皮肤长期接触刺激性强的排泄物，从根本上减少失禁性皮炎发生的概率。家属应该加强对患者大便的观察，如排泄状况、失禁发生的频率等，尽早发现和解除排泄物对皮肤的刺激，及时更换污染的尿不湿、床单等，

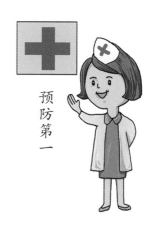

预防第一

保持皮肤清洁、干燥。减少皮肤接触排泄物的时间，控制或转移引起皮肤潮湿的污染物，预防继发性皮肤感染（如白色念珠菌感染）。关注各种增加大小便失禁风险的相关因素，使用器械或产品让皮肤远离尿液或大便等。

**6. 专业人士对失禁性皮炎的处理**

根据失禁性皮炎的临床分期结果来确定治疗方案。

（1）早期失禁性皮炎患者需要严格按照皮肤清洁—滋润—皮肤保护剂三个方面进行护理。早期患者要注意皮肤预防，如常以凡士林作为皮肤护理药物，可作为局部皮肤的保护层；对于症状较轻的患者具有较好的预防和治疗效果，但是对于直肠和肛门疾病的患者，应积极的治疗原发病，才是降低大便失禁造成皮炎的主要方法。

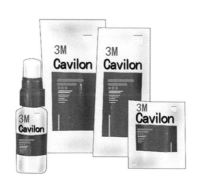

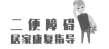 
（2）中度失禁性皮炎的护理：皮肤破损创面用生理盐水清洗（在家里用沸腾的开水放凉后清洗），待创面干燥后使用保护性敷料（水胶体敷料或泡沫敷料，市面可以买到如溃疡贴等）促进愈合，每日更换1次，也可以采用局部使用含氧化锌成分的制剂涂擦后保持局部干燥，每日3~4次，或者在大便污染后使用，保持皮肤干爽。避免尿液或大便再次刺激皮肤。

（3）重度失禁性皮炎的护理：首先，避免尿液或大便的再次刺激。按照中度失禁性皮炎的处理方法进行，再使用收集型肛门袋或吸收型纸尿裤。患者需要立即到医院皮肤科或伤口治疗中心进行治疗，同时需要积极治疗原发病，并做好皮肤预防和保护。

（4）失禁性皮炎合并真菌性皮炎的护理：除对应的治疗失禁性皮炎外，需要加用抗真菌药物外擦，局部不可以使用抗生素治疗。失禁性皮炎常规用药护理超过2周仍未有明显的效果，应立即到医院皮肤科或伤口治疗中心进一步治疗。

五招处理失禁性皮炎中最重要的是做好预防。在家庭照护中做好各项预防工作，有利于减少疾病的发生，减轻疾病带来的疼痛，提高生活质量。

TIPS
小贴士

## 照护小故事

有位退休的老干部，因脑损伤住院。经过治疗后明显好转，但偶尔还是会出现大小便失禁。家属请了一位保姆，保姆没有及时清理老人的大小便，造成骶尾部皮肤大部分浸泡在粪便中。家属以为局部皮部发红、浸渍、剥脱、破损就是压疮，按照压疮进行护理，皮肤症状一直没有明显好转。医生在对患者进行家访时，对皮肤情况进行了会诊，诊断为失禁性皮炎。后教给患者家属最简单有效的治疗方法——"五招处理法"。半个月后，医生再次家访，患者骶尾部失禁性皮炎明显得到了好转。通过这个案例可以看出，专业医护人员应携手家属看护此类患者，用自己的细心、耐心、爱心、责任心，做到早预防、早发现、早干预，共同为此类患者创造一个温馨舒适的生活环境。

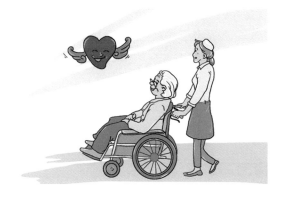

（杜春萍　李　娜　陈佳佳）

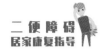
# 第三章 尿潴留的居家康复

## 第一节 什么是尿潴留

### 一、尿潴留的定义

尿潴留是指膀胱内充满尿液而不能正常排出。按病程可分为急性尿潴留和慢性尿潴留。

### 二、尿潴留的发病率

男性患者急性尿潴留的发病率明显高于女性患者，为女性患者 10 倍以上。在男性患者中，以老年男性发病率较高，70~79 岁男性患急性尿潴留的概率是 40~49 岁男性的 5 倍。一项临床研究显示，70~79 岁男性在 5 年内，10% 的男性会发生尿潴留；而 80~89 岁男性中，在 5 年内有 30% 的概率发生急性尿潴留；与之相应的是，40~49 岁男性中，在 5 年内只有 1.6% 的概率发生急性尿潴留。65% 的男性发生急性尿潴留是由前列腺增生导致的。在前列腺长期疗效及安全（PLESS）研究中，前列腺增生患者急性尿潴留的发病率每年为 18‰；女性发生急性尿潴留常由于潜在的神经性因素而引起；儿童很少发生急性尿潴留（多由感染或手术麻醉引起）。

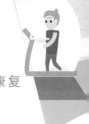

# 第二节 尿潴留的危险因素

## 一、机械性梗阻

膀胱颈部或尿路的梗阻导致尿潴留，常见的有前列腺增生、尿道损伤和尿路狭窄等。

### 1.压迫性改变

前列腺疾病（如前列腺增生、急性前列腺炎、前列腺肿瘤等），骨盆骨折，盆腔疾病（如盆腔肿瘤、子宫肌瘤、子宫癌、急性盆腔炎等）。

### 2.尿道内机械性梗阻

尿道损伤、尿道结石、尿道异物、尿道狭窄、尿道炎症、尿道肿瘤、先天性精阜增生、后尿道瓣膜病、膀胱颈部梗阻或医源性尿道检查后引起的尿道局部水肿和疼痛等。

### 3.膀胱内病变

膀胱颈部肿瘤、膀胱结石、膀胱内异物或大量血块堵塞膀胱出口等。

## 二、动力性梗阻

膀胱、尿道虽然无器质性梗阻病变，但由于排尿功能障碍而导致尿潴留。

### 1.神经源性尿潴留

中枢和周围神经损伤、炎症等，损伤骶髓排尿中枢（上运动神经元损伤）或骶髓排尿反射弧被切断，致膀胱充盈感消失，逼尿肌过度伸张、无力，引起尿潴留。

### 2.手术麻醉后膀胱过度膨胀

全身或椎管麻醉后排尿反射受到抑制，特别是一些老年患者，由于代谢功能降低而使麻醉作用延长，出现膀胱收缩无力而导致尿潴留；另

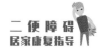
外，手术损伤神经、切口疼痛等引起排尿功能发生障碍或膀胱括约肌反射性痉挛而导致尿潴留。

### 三、药物性尿潴留

很多药物都可引起尿潴留，如中枢神经抑制药可抑制大脑皮质的排尿中枢，抗胆碱类药物如阿托品、普鲁本辛可使逼尿肌松弛，α 肾上腺素类药物可使尿道括约肌收缩，其他药物如抗高血压药、抗心律失常药、钙通道阻滞药、抗组胺药及某些抗抑郁药均可引起尿潴留。

### 四、其他原因

如果逼尿肌收缩与膀胱颈或尿道括约肌弛张的协同发生失调，也可导致排尿困难、尿潴留。此外，醛固酮增多症、长期腹泻或应用利尿药等导致的低血钾症，可使膀胱逼尿肌收缩无力，从而诱发尿潴留；急性尿潴留也可见于高热、昏迷患者；精神因素、不习惯卧位排尿也是导致尿潴留的原因之一。

# 第三节　尿潴留的分类

### 一、急性尿潴留

急性尿潴留也称为完全性尿潴留，为突然发生的短时间内膀胱充盈，尿液不能自行排出。

### 二、慢性尿潴留

慢性尿潴留又称部分性尿潴留，起病缓慢，患者一般无特殊表现，有的患者只能通过体检或出现其他并发症而被发现。

# 第四节　尿潴留是怎样引起的

膀胱是人体用于储尿和排尿的中空肌性囊状器官，有很大的弹性，其位置、形状、大小、膀胱壁的厚度会随着尿液充盈程度的变化而有所变化。膀胱的毗邻关系极为复杂。男性膀胱的上方为腹腔内肠管，中间隔有腹膜，膀胱底部的后方为直肠，其外下方为精囊和输尿管；女性的膀胱底部后方在直肠的前面还有子宫和阴道前壁。膀胱颈部与尿道连接。在男性的膀胱颈部，还有前列腺组织。因此，经尿道进行膀胱检查和治疗是泌尿系统检查和治疗的主要方式。常见的经尿道膀胱微创操作及手术有膀胱镜检查、经尿道膀胱肿瘤切除术、经尿道膀胱碎石取石术等。通过这一腔道，还可以实行许多其他的泌尿外科微创手术。

### 1. 膀胱壁的结构

膀胱壁由内向外为黏膜、肌层和外膜三层结构。膀胱黏膜由尿路上皮组成。尿路上皮通过细胞间的连接形成防水层，其能隔绝尿液内化学物质对黏膜下结构的侵蚀。当膀胱黏膜出现病变时（如膀胱炎症），尿路上皮细胞脱落，这种隔绝作用被破坏，尿液的化学物质侵蚀黏膜下结构，可以产生尿路刺激症状，而通过尿液检查，可以查到尿液中含有上皮细胞。膀胱黏膜微血管丰富，在出现膀胱疾病时，黏膜血管破裂，可以出现血尿。因此，血尿是膀胱疾病的一个常见表现。膀胱黏膜下含结缔组织，为固有层，内含丰富的微血管结构。在诊断膀胱癌时，明确癌细胞有无浸润至固有层，对判断膀胱癌的分期尤为重要。膀胱肌层较厚，由平滑肌纤维构成，称逼尿肌。此肌收缩，可压迫尿液由尿道排出。膀胱与尿道交界处较厚的环形肌称为尿道内括约肌，尿道内括约肌收缩则关闭尿道内口，防止尿液自膀胱漏出。外膜为浆膜，由间皮细胞和结缔组织组成。

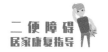

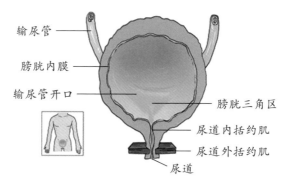

輸尿管

膀胱内膜

輸尿管开口

膀胱三角区

尿道内括约肌

尿道外括约肌

尿道

### 2.膀胱的神经支配

膀胱有丰富的神经支配,起收缩和舒张膀胱肌层的作用。婴幼儿膀胱的运动是由低位副交感反射中枢控制,成人则可自主调节。支配膀胱的副交感神经主要作用于膀胱壁上的逼尿肌。刺激膀胱副交感神经使逼尿肌收缩,膀胱颈松弛,尿液进入尿道并使膀胱排空。

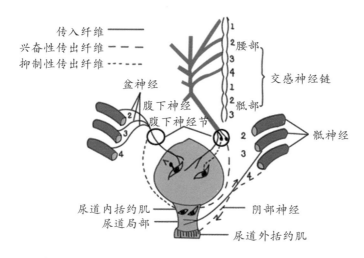

传入纤维 ———
兴奋性传出纤维 ---
抑制性传出纤维 ⋯⋯

盆神经
腹下神经
腹下神经节

腰部
骶部
交感神经链

骶神经

尿道内括约肌
尿道局部
尿道外括约肌
阴部神经

尿道外括约肌是由横纹肌组成,与其他会阴肌都是受会阴神经的运动纤维支配。尿道外括约肌可自主关闭,但在开始排尿时,尿液流经尿道,尿道外括约肌立即会反射性松弛,膀胱平滑肌可反射性收缩,使尿液排出。当膀胱充盈时,传出纤维经骨盆内脏神经将冲动传到逼尿肌,以维持膀胱紧张度。逼尿肌因膀胱充盈引起的反射性收缩称为膀胱反射。

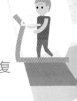

### 3.膀胱的功能

正常情况下，输尿管引流肾脏产生的尿液进入膀胱内。正常膀胱具有良好的弹性，能保证其在储尿时具有一个较低的内压。正常成人膀胱的容量为 350~500 毫升。当膀胱充盈时，膀胱内压力升高，使膀胱壁内牵张感受器受到刺激，将感觉传入至排尿中枢，并产生尿意。在环境条件允许时，膀胱逼尿肌收缩，尿道内、外括约肌舒张后排尿。当环境条件不允许排尿时，大脑高级中枢，可以有意识地抑制这种尿意，即所谓的憋尿。在急性尿潴留时，膀胱过度充盈，会产生痛觉，此时膀胱逼尿肌的收缩力也会下降。

### 4.正常的排尿生理

（1）储尿期膀胱壁的牵张感受器受到刺激，神经冲动（包括一般内脏感觉和本体感觉）经由髓鞘 α－δ 纤维沿盆神经传入骶髓。

（2）一般内脏感觉和本体感觉信息经过脊髓丘脑束和薄束传递至中脑导水管旁灰质区，再传递至脑桥背内侧的排尿中枢和腹外侧的储尿中枢，这些中枢对膀胱的充盈状态产生意识性的知觉，同时脑桥排尿中枢受到皮质高级中枢的制约。

（3）如果条件允许排尿，膀胱排空过程即被启动。自主神经系统的副交感神经在膀胱的排空过程中起主导作用。

1）中枢神经系统的运动性神经冲动经顶盖脊髓束和网状脊髓束到达骶髓，灰质中的副交感神经下运动神经元发出内脏传出纤维到达膀胱逼尿肌，启动逼尿肌收缩，促使膀胱排空。

2）上位中枢传出纤维抑制交感神经系统冲动的传递，胸腰段的交感神经中枢受到抑制，使膀胱颈、后尿道松弛，促进膀胱的排空。

3）脑桥排尿中枢兴奋性冲动到达骶髓抑制性中间神经元，发出抑制性冲动经阴部神经支配尿道外括约肌，使尿道外括约肌松弛，促进排尿。

以上这些神经冲动，任何一个环节出现问题，均可导致尿潴留。

（4）如果排尿的条件不够成熟，储尿过程继续。自主神经系统的

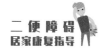

交感神经在储尿过程中发挥主导作用。

1）中枢神经系统储尿中枢发出的传出性冲动抑制了骶髓副交感中枢的下运动神经元活动。

2）腰段脊髓交感神经中枢的内脏传出冲动增强，可导致逼尿肌舒张，有利于膀胱储尿。

3）经下腹下神经到达盆神经节的冲动，抑制盆神经节对副交感神经传出的传导，使排尿阈值以下的兴奋性传出被阻滞。

4）在膀胱充盈储尿过程中，中枢神经排尿中枢的传出冲动激活了骶髓中枢的一般内脏传出神经元，发出冲动经阴部神经到达所支配的尿道外括约肌，使其收缩。

总之，膀胱牵张的传入感觉信息最终到达位于大脑皮质的排尿中枢。此中枢同时整合其他传入信息，并根据是否排尿发出相应的传出冲动。即使膀胱失去了由副交感神经元的一般内脏传出纤维和一般内脏传入纤维以及盆神经构成的局部骶髓反射弧，仍然可以由平滑肌的内在收缩特性而排空膀胱。这样膀胱可变成下运动神经元性膀胱或自主性膀胱，常见于骶髓、马尾或盆神经病变。残余尿量往往大于上运动神经元性膀胱。

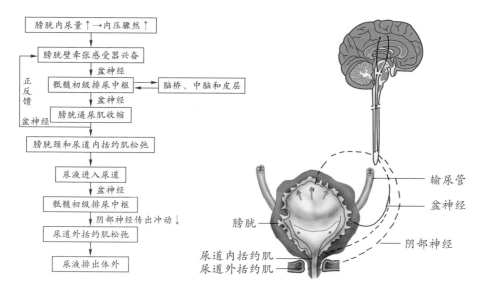

# 第五节　尿潴留的常见临床表现

急性尿潴留发病突然，尿液不能自行排出，膀胱迅速膨胀而成为无张力膀胱，下腹部胀满并膨隆，尿意急迫而不能自行排出。患者感到尿胀难忍，在触诊时或叩诊膀胱区时，有尿意感。常见于尿道损伤、尿道结石嵌顿、前列腺增生等。

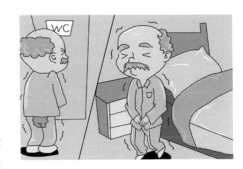

慢性尿潴留患者一般无特殊表现，有的患者只能通过体检或出现其他并发症而被发现。慢性尿潴留引起大量的残余尿量时，尿液可因膀胱充盈过满而溢出，出现充溢性尿失禁，这种尿失禁属于假性尿失禁。慢性尿潴留常见于前列腺增生、尿道狭窄、神经源性膀胱、膀胱膨出或其他尿道梗阻性疾病。

膀胱内大量尿液潴留者，尿液有利于细菌的生长和繁殖，故易发生尿路感染。尿潴留和尿路感染又是尿路结石形成的重要因素。长期的尿液潴留可导致慢性肾衰竭，出现贫血、高血压、水肿、皮肤瘙痒及恶心、食欲减退等症状。

# 第六节　尿潴留的自我评估

## 一、基础信息

### （一）一般信息

女性尿潴留常见于长期憋尿引起的膀胱逼尿肌松弛或尿路感染引起

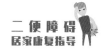

的假性尿潴留；年轻人多见于神经病变（脊柱结核、糖尿病、脊髓空洞症等），也可见于膀胱结石；老年男性最常见的原因是前列腺增生。

**（二）家族史和既往史**

了解患者的既往疾病史、手术史、类似病史、家族史、用药史，有助于疾病的诊断。患者使用抗胆碱能药（阿托品、山莨菪碱等）、解痉药、α受体激动药、抗组胺药等可引起尿道括约肌松弛而致排尿困难；若有前列腺、膀胱、尿道等手术史，考虑尿道狭窄导致的尿潴留；既往经常出现尿急、尿频、尿痛等症状，考虑尿路感染导致的尿潴留；平时出现排尿不尽、尿线变细、夜尿增多等，考虑前列腺增生导致的尿潴留。

**（三）病情发展**

病情发展包括尿潴留的起病时间、诱因、程度、伴随症状等。

**1. 起病时间**

急诊遇到的患者往往在较短时间内出现排尿困难，为急性尿潴留。

**2. 诱因**

在外伤或手术后出现的排尿困难要考虑尿道外伤性或医源性损伤的可能；在插导尿管后出现排尿困难，则考虑为习惯性或感染所致。

**3. 程度**

完全性尿潴留程度较重，而不完全性尿潴留程度略轻，这也与患者的耐受力有关。

**4. 伴随症状**

（1）伴耻骨区胀满不适：在患者尿潴留逐渐发展、尿液蓄积后多有耻骨区胀满不适。该伴随症状无特异性，但却是需急诊处理的指标之一。

（2）伴疼痛：尤其是腰部疼痛，首先考虑是结石所致。

（3）伴尿路刺激征：伴有尿急、尿痛、尿频，首先考虑尿路感染。

（4）伴有恶病质：消瘦，明显的营养不良，甚至全身疼痛，首先考虑肿瘤。

（5）伴突然腹部疼痛：如果同时有腹膜刺激征，首先考虑膀胱破裂。

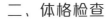

## 二、体格检查

### （一）生命体征

急性尿潴留患者除非出现膀胱破裂，一般情况下生命体征较为稳定，如果出现生命体征及神志、瞳孔的异常需马上紧急处理，给予相应的生命支持并监护，同时马上进行导尿排尿。

### （二）一般检查

主要检查患者面容、精神状况、皮肤黏膜情况，这些都是快速视诊的内容。尿潴留患者多为急性面容，如果有大汗淋漓提示病情较重。

### （三）专科检查

主要是耻骨区的触诊、叩诊。如果出现耻骨区膨隆、叩诊浊音、扪及边缘光滑的巨大包块等膀胱胀满体征，提示膀胱内尿液较多，应及时处理。

## 三、辅助检查

（1）B超可准确测量膀胱内尿量，以及有无合并上尿路梗阻。

（2）静脉尿路造影可显示尿道断裂、骨盆骨折等继发疾病，亦可发现上尿路合并的疾病。

# 第七节　尿潴留的居家管理

## 一、尿潴留的预防

### （一）饮食清淡，忌食辛辣刺激性食物

饮食宜清淡，宜进食易消化的食物。忌烟、酒、咖啡、巧克力，忌辛辣、燥热的食物，忌油炸、肥腻的食物。过度食用辛辣刺激性食物易造成前列腺反复充血，加重前列腺后尿道的梗阻，增加排尿的阻力，并导致尿潴留病情的恶化。

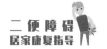

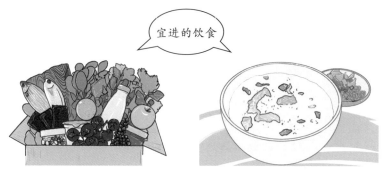

宜进的饮食

## （二）应当饮水

很多慢性尿潴留患者都会想：既然尿液已经无法排出，那么干脆少喝水算了。实际上，这种想法是极其错误的。有专家指出，饮水量过少，膀胱内部的尿液就会失去必要的稀释，进而造成尿液浓缩，刺激性物质浓度不断升高并反复刺激膀胱，容易导致尿潴留频发。同时，刺激性物质浓度不断升高还会导致前列腺炎频发，前列腺就会出现反复的充血水肿，加重前列腺后尿道部的梗阻，进而加重尿潴留病情。

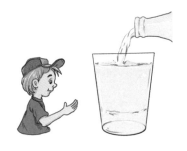

## （三）注意添加衣物，防寒保暖

根据热胀冷缩的原理，过低的气温，同样会造成前列腺的收缩，加重前列腺后尿道的阻塞，导致尿潴留病情的恶化。

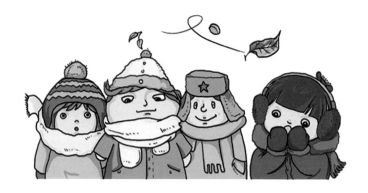

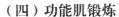

### （四）功能肌锻炼

#### 1. 盆底肌的锻炼

盆底肌的锻炼包括缩肛运动及排尿中断训练。缩肛运动：指导患者在不收缩下肢及臀部肌肉的情况下自主收缩耻骨、尾骨周围的肌肉即会阴及肛门括约肌，每次收缩维持 6~10 秒，做 30~50 次，共 5 分钟，再快速一缩一舒 200 次，每日 4 次（早、中、晚及睡前各 1 次）。收缩会阴肌肉 3~5 秒，然后放松 2 秒，重复 10~15 次为一组，每日 3 组以上。排尿中断训练：每次排尿分几段排尽（即排一下忍一下，再排一下忍一下），锻炼尿道内外括约肌、逼尿肌的收缩及协调能力。

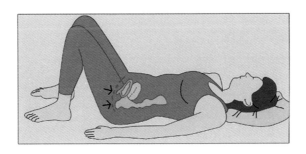

#### 2. 膀胱肌的锻炼

留置尿管期间，定时夹闭开放尿管，锻炼膀胱肌的功能。

#### 3. 增加腹压

应用屏气法，患者取坐位，身体前倾，腹部放松，再收缩腹肌，训练患者收缩腹肌时腹压的方向向膀胱及盆底用力，从而增加膀胱及盆底的压力，使尿液排出。

### （五）全身用药

药物预防尿潴留的机制是增加膀胱逼尿肌收缩力、促进膀胱颈及近端尿道松弛。α 肾上腺素受体阻断药可以减少膀胱出口阻力，从而促进排尿。临床上坦索罗辛是高选择性长效 $\alpha_1$ 肾上腺素受体阻断药，且副作用少。有研究表明，坦索罗辛可明显降低尿潴留的发生，特别是针对前列腺增生患者及外科术后患者，效果较好。

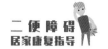
### （六）针灸治疗

针灸合谷、太冲、三阴交、足三里等穴位，使尿潴留发病率明显降低。

## 二、尿潴留的处理

### （一）保持良好的情绪

当出现尿潴留时，应稳定情绪，保持镇静，消除焦虑和紧张等加重尿潴留症状的不良情绪。

### （二）调整排尿体位和姿势

选取自觉适当体位，尽量以习惯姿势排尿。对需绝对卧床休息的患者，事先可有计划地训练其床上排尿，以避免不适应排尿姿势的改变而加重尿潴留，增加自身痛苦。

### （三）利用生理反射

利用条件反射，如听流水声，刺激肛门、股内侧，轻叩击下腹部靠近会阴处等，可解除肌肉紧张，促进排尿。

### （四）下腹部热敷或按摩

下腹部热敷，用热毛巾、水袋等均可；也可同时按摩膀胱，将手放在患者下腹部隆起的膀胱区，左、右轻轻按摩，注意用力均匀，不可过猛，也不许强力将尿液挤压出来。

### （五）刺激穴位

熟悉有关穴位的位置和按压方法，如中极、曲骨、三阴交等穴，以刺激排尿。

### （六）间歇性导尿

若以上方法均无效，膀胱充盈明显或已超过 12 小时的，可施行间歇性导尿术（IC），即定期经尿道或腹壁窦道插入导尿管，帮助不能自主排尿的患者排空膀胱或储尿囊。

#### 1. 间歇性导尿术禁忌证

（1）尿道狭窄、可疑的完全或部分尿道损伤和尿道肿瘤等疾病导

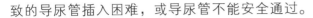

致的导尿管插入困难，或导尿管不能安全通过。

（2）尿道内有假道存在。

（3）阴茎异常勃起（这种情况下插管可能会导致阴茎海绵体断裂）。

**2. 间歇性导尿术适应证**

（1）各种因素导致的膀胱逼尿肌收缩无力或收缩力弱导致神经源性膀胱者，如脊髓脊膜膨出、脊髓损伤、糖尿病等。

（2）膀胱扩大术（膀胱自体扩大或肠道膀胱扩大术）、肠道代膀胱正位尿流改道或可控性尿流改道，膀胱排空不完全者。

（3）膀胱颈悬吊术后尿潴留的患者。

（4）需要短期进行间歇性导尿以排空膀胱或（和）促进膀胱功能恢复的患者，如由于神经性、梗阻性或麻醉后的种种原因所引起的暂时性尿潴留或排空不完全，或脊髓损伤早期的脊髓休克期，或用于长期需要间歇性导尿患者的早期，以帮助患者建立个体化的间歇性导尿方案。而自我间歇性清洁导尿多用于需要长期接受间歇性导尿的患者，在医生指导下，患者在医院外自己操作，或由家属辅助完成导尿。

尽管导致神经源性膀胱的病因、病理机制甚至临床表现都有很大差异，但大部分重症患者均会丧失自主排尿的能力，若不经正确处理，有可能会导致尿路感染、尿失禁和上尿路功能损害等并发症。许多因素都对神经源性膀胱的管理有影响，包括神经性因素、泌尿外科学因素、性别、对性生活的要求、心理因素和社会因素等。对长期以排尿困难、尿潴留为主要表现的神经源性膀胱患者，临床上多用长期留置导尿治疗，然而不幸的是患者常常忽视了长期留置导尿管的弊端，如尿路感染、引流不畅、自行脱落、拔管困难、尿道狭窄、膀胱痉挛等。若采用经耻骨上膀胱造瘘引流的方法，也只能减少男性生殖系统的并发症。由于造瘘管的持续引流，久之则膀胱失用性萎缩，且换造瘘管困难而容易损伤膀胱引起出血。另外，造瘘管不能与膀胱壁组织紧密粘连，使造瘘管旁溢尿，导致患者生活不便。使用阴茎夹或阴茎套对患有长期慢性膀胱排尿功能

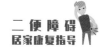

障碍的患者，潜在危害非常大，因为其不能随时保持膀胱处于空虚或低压状态，膀胱内可能残留一定的残余尿量。且阴茎夹的压迫或阴茎套不能完全与阴茎吻合而导致漏尿，会引起皮肤水肿、感染甚至坏死。因此，此类患者利用间歇性导尿则是最好的治疗方法。

间歇性导尿能够达到膀胱完全排空而下尿道没有持续留置异物的效果，因而有很多优点。①降低感染、膀胱输尿管反流、肾积水和尿路结石的发病率，是目前公认的最有效的保护肾功能的方法；②可以使膀胱周期性扩张与排空，维持膀胱近似生理状态，促进膀胱功能的恢复，重新训练反射性膀胱；③减轻自主神经反射障碍；④阴茎、阴囊并发症少；⑤对患者生活、社会活动影响少，男女患者均能继续正常的性生活。

间歇性导尿开始的时间依患者的病情需要而定，有适应证的患者，应尽早进行间歇性导尿。尔后再根据定期随访的情况对间歇性导尿的方案进行调整。

**3. 间歇性导尿的方法**

（1）间歇性导尿前的准备工作

1）患者选择：在制订间歇性导尿方案前，应对患者的病史和身体状况进行评估，必须进行肾功能、血清电解质、尿常规、上尿路的影像学和尿动力学等检查，有条件者进行影像尿动力学检查，或做排尿期的膀胱尿道造影。可根据患者的活动能力或病情需要酌情决定是否需要做膀胱镜检查。理想的患者要有良好的依从性和理解能力，双手能自行操作导尿过程，或配合家属完成导尿操作过程。患者还需要有良好的控尿功能，膀胱容量要求达到350~400毫升时仍能维持足够低压的膀胱（<40厘米水柱），没有尿路梗阻，没有膀胱输尿管反流，没有严重的泌尿系感染存在。

一旦制订了间歇性导尿方案，应与患者及其家属充分交流，帮助患者理解间歇性导尿的目的和程序，以及配合治疗的重要性。若因患者年龄、体位、上肢活动能力等关系，患者不能自己完成导尿操作，可教会家属掌握这些技术。

2）饮食控制：对进行间歇性导尿的患者，应根据患者的个体情况制订饮水计划，以利于形成规律的小便排解时间表，便于确定每日的导尿间隔时间及导尿次数。患者每日的液体摄入量应严格控制在一定范围内，开始阶段每日总量可控制在1500~1800毫升，且液体的摄入应平均每小时100~125毫升，防止未能及时导尿造成膀胱过度充盈，或导尿时膀胱内尿量没有达到需要导尿的要求，增加了不必要的导尿次数。饮水量包括所有的流质，如粥、汤、果汁等。晚上8点后尽量不要饮水，避免膀胱在夜间过度膨胀。不要饮利尿饮品。

3）导尿时间及次数：间歇性导尿的间隔时间，开始一般以4~6小时导尿1次为宜，导尿时间宜安排在起床前、餐前、睡前，每日导尿4~6次。每次导尿前，让患者试行排尿1次后开始导尿，记录患者排出的和导出的尿量，两者相加不超过400~500毫升为宜。

应指导患者制订一个包括每日进餐在内的饮水时间表，每日按表补充水量，并做好记录。同时记录每日的排尿时间和尿量、导尿时间和导尿量，根据间歇性导尿的时间、次数及单次尿量，对饮水量和时间进行适当的调整，使得导尿的次数和时间在合理范围内。

对于膀胱尿道仍保留有部分排尿功能的患者，可采取部分间歇性导尿术。在经尿动力学检查及排尿期膀胱尿道造影排除低顺应性膀胱、逼尿肌不稳定及膀胱输尿管反流者，每次导尿前可采用各种辅助手法促使患者排尿，并分别记录排出尿量及导出尿量。若经过一定时间治疗，患者自行排出的尿量逐渐增多，导出的尿液减少，可以考虑延长导尿间隔时间，导尿间期嘱患者采用辅助方法自行排尿。为了减少导尿次数，提高导尿效率，患者接受简单的训练后，就可借助小型超声诊断仪自行检测膀胱内尿量，以调整导尿时间。

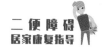

### 4.间歇性导尿操作

（1）导尿体位：无肢体活动不便的男性患者可采取坐位或立位；女性患者可采用坐位或蹲位。高位脊髓损伤需要亲属辅助导尿的患者可采用侧卧位。

（2）导尿管的选择：间歇导尿多采用 10F 或 14F 导尿管。根据患者的年龄、性别及尿道情况选择合适的导尿管。

（3）导尿培训及操作：无菌性间歇性导尿大多在医院内完成，由医务人员严格按照无菌技术操作。一般在疾病早期、免疫力低下及手术后早期的患者使用。清洁性自我间歇性导尿由医务人员教会患者出院后使用，在插管前洗净双手即可，不需要消毒导尿管和无菌操作，但并非消毒和无菌操作毫无益处，有条件的患者可以使用，最好是使用预先润滑的亲水涂层导尿管，增加导尿的舒适性，并减少间歇性导尿所致的尿道损伤、感染等并发症。

### 5.男性患者自我间歇性导尿的培训

对男性患者自我导尿的指导较为简单，患者取坐位或站位，用水溶性润剂润滑导尿管。一只手将阴茎向上抬起一个角度，包皮较长者将包皮翻起，另一只手将导尿管插入尿道口，顺势将导尿管轻柔地向内插入，直至有尿液流出，再稍插入 1~2 厘米，维持该位置直至完全排空膀胱，轻柔地向外拉出导尿管。

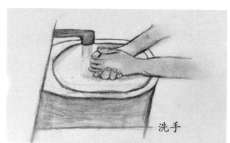
洗手

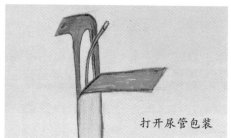
打开尿管包装

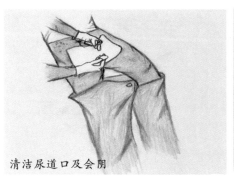

清洁尿道口及会阴

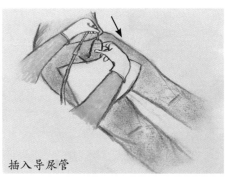

插入导尿管

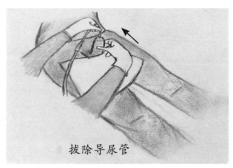

拔除导尿管

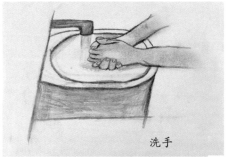

洗手

**6. 女性患者自我间歇性导尿的培训**

女性患者用肥皂及清水洗手及会阴部，拭干。在检查台上取半卧位，大腿弯曲，双膝外展以暴露阴道口和尿道口，检查台头端摇高数尺，使患者能从放于检查台脚端的镜子中看见自己的会阴，分开阴唇，向患者指出阴蒂、尿道口及阴道口的位置。给患者一根清洁的 14F 导尿管，指导患者将其放入尿道口，进而送入膀胱内，排空膀胱。

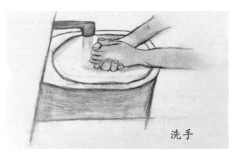

洗手

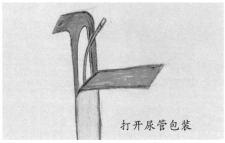

打开尿管包装

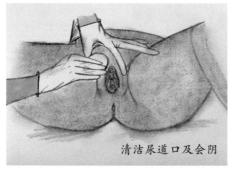

清洁尿道口及会阴

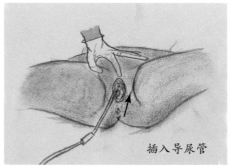

插入导尿管

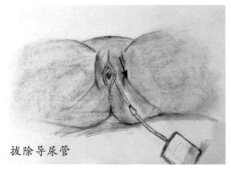

拔除导尿管

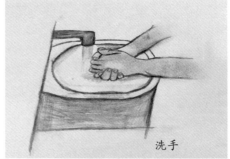

洗手

**7. 导尿过程中遇到的问题**

（1）血尿：若只是偶尔少量出血，可不必过虑。若持续性出血或出血量增多，患者必须及时到医院就诊。

（2）插管困难：患者放松，稍后充分润滑导尿管，动作轻柔地重复插管，若仍插入困难，需寻求专业人员的帮助。

（3）尿液混浊有恶臭味：到医院检查有无尿路感染。

（4）排空膀胱后导尿管拔除困难：有可能是膀胱痉挛，患者放松一会儿后，再尝试拔管。

**8. 间歇性导尿随访**

间歇性导尿的疗效与其应用的早晚、坚持时间的长短有关。由于间歇性导尿需要患者在一日内多次实施导尿术，给患者生活带来了不便，且有一定的并发症，许多患者长期坚持较为困难。因此，对接受间歇性导尿治疗的患者一定要坚持定期随访。随访期间需要与患者及其家属进行坦诚和充分地交流，让患者了解坚持间歇性导尿治疗的重要性，以便于患者积极坚持和配合治疗。

**9. 间歇性导尿的并发症**

间歇性导尿虽然丰富了神经源性膀胱排尿功能障碍的治疗手段，极大地改善了患者的预后，但其与其他治疗措施一样也有一定的并发症。正确认识和处理这些并发症，能减少患者的痛苦，提高间歇性导尿的治疗效果，也有助于患者长期坚持此项治疗措施。

（1）下尿路感染：间歇性导尿最常见的并发症是下尿路感染，因此倡导清洁性间歇性导尿。①膀胱本身有抵抗细菌的能力。②定时导尿，缓解膀胱过度充盈和降低膀胱压力，膀胱壁的血运得以恢复，抗感染能力明显提高。③定时导尿可以防止细菌侵害到膀胱壁。这个观念依旧是现代间歇性导尿抗感染的理论基础。形成菌尿的危险因素包括低的导尿频率、高龄、非自我导尿、残余尿等。

有症状的尿路感染需要治疗。有些措施可减少下尿路感染的发病率，这些措施包括正确的护理指导及导尿操作、防止膀胱过度膨胀、合理的导尿次数、合适的导尿管、完全排空膀胱等。但是，导尿次数过多，又能增加下尿路损伤的概率；导尿次数过少，又可能导致膀胱过度充盈，细菌在膀胱内停留时间延长，膀胱壁的抵抗力降低，进而增加尿路感染的发病率。一般完全依赖于间歇性导尿的患者，每日导尿次数为5~6次，成人每次尿量为400毫升左右较好。此外，导尿管对尿路感染的发病率也有很大影响。

（2）上尿路感染：多继发于下尿路感染，常与选择间歇性导尿的指征掌握不当，不能达到一个足够容量的低压膀胱，或膀胱输尿管反流有关。

（3）男性生殖系统感染：男性间歇性导尿的患者生殖系统的感染率远低于男性留置导尿的患者。男性间歇性导尿的患者前列腺炎的发病率为5%~18%，但尿道炎、睾丸炎和附睾炎并不常见。

（4）男性尿道损伤或狭窄：男性频繁地插导尿管有可能导致男性

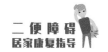

尿道损伤。尿道外伤可导致尿道假道形成、尿道外口狭窄，但发病率并不高。尿道狭窄多见于有 5 年以上导尿史的患者，随着间歇性导尿时间的延长，尿道狭窄的发病率会逐渐升高。为减少尿道损伤和狭窄的发病率，可使用充分润滑的导尿管，最好使用亲水导尿管。在插导尿管时操作应轻柔，用力过大或出现尿道出血会显著增加尿道狭窄的概率。伴有尿道假道形成的尿道外伤，可以服用抗菌药物 5 天，并留置导尿管引流4~6 周，大多数患者可以愈合；尿道镜检示假道消失后，患者可以重新开始间歇性导尿。

（5）其他并发症：如过敏反应、尿道黏膜损伤、耻骨处阴毛带到膀胱内诱发膀胱结石等。导尿管遗失在膀胱内、膀胱穿孔和膀胱内脓肿等并发症都有报道，但发病率很低。

**（七）导尿失败**

若导尿失败，自觉膀胱异常胀痛但又不能及时就医者，可使用注射器于耻骨上肿胀位置穿刺入膀胱抽出尿液，以防止膀胱过度充盈而引起膀胱破裂等并发症。抽出尿液后应及时就近就医，找出原发病因并积极治疗。

# 第八节　常见疾病所致尿潴留的治疗

尿潴留的治疗原则是解除病因，恢复排尿。但对病因不明或梗阻一时难以解除的患者，应当先做尿液引流，如导尿、膀胱造瘘等，以后再做病因处理。尿潴留的患者无论是否导尿，均易并发尿路感染，应积极予以抗感染治疗。

## 一、尿路结石

尿路结石是泌尿系统的常见病。结石可见于肾、输尿管、膀胱和尿道，但以肾与输尿管结石为常见。结石多由代谢紊乱而引起，如甲状腺功能亢进、特发性尿钙症引起尿钙增高、痛风的尿酸排泄增加、肾小管酸中毒时磷酸盐大量增加等。形成的结石多为尿酸盐、碳酸盐、胱氨酸黄嘌呤结石。继发性或感染性结石主要为泌尿系统的细菌感染，特别是能分解尿素的细菌和变形杆菌可将尿素分解为游离氨使尿液碱化，促使磷酸盐、碳酸盐以菌团或脓块为核心而形成结石。此外，结石的形成与种族（黑人发病少）、遗传（胱氨酸石遗传趋势）、性别、年龄、地理环境、饮食习惯、营养状况以及尿路本身疾病如尿路狭窄、前列腺增生等均有关系。

尿路结石所致的尿潴留主要以膀胱结石和尿道结石为主，如结石堵塞于膀胱出口处或尿道内，导致排尿不畅，多数表现为急性尿潴留。应急处理方法包括留置导尿和耻骨上膀胱穿刺造瘘或膀胱穿刺抽尿。随后应根据结石的部位、大小、性质给予针对性的手术治疗，以解除疾病的病因。

## 二、前列腺增生

前列腺增生发展到尿潴留的地步，除了影响患者的生活质量外，还容易造成尿液反流进入肾脏，引起肾盂肾炎、肾积水，甚至尿毒症，威胁患者的生命。

### （一）急性尿潴留的处理

#### 1. 诱导排尿法

嘱患者站立，听流水声，刺激肛门、股内侧，轻叩击下腹部靠会阴处，诱导排出尿液。

#### 2. 热敷法

热敷耻骨上膀胱区及会阴部，对尿潴留时间较短、膀胱充盈不严重的患者有很好的效果。也可采取热水浴，若患者在热水中有排尿感，可让患者在水中试着排尿，不要坚持出浴盆排尿，防止尿意消失。

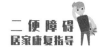

**3. 按摩法**

顺着患者脐部到耻骨联合中点轻轻按摩，并逐渐加压；也可用拇指点按关元穴约 1 分钟，并以手掌在膀胱上方向下轻压膀胱，以助排尿。在按压时切忌用力过猛，以免造成患者膀胱破裂。

**4. 敷脐法**

食盐半斤炒热，用布包熨患者脐部，冷后可再炒热敷脐；用独头蒜 1 个，栀子 3 枚，盐少许，捣烂后摊于纸上贴患者脐部。

**5. 针刺法**

选穴为关元、中极、阳陵泉、三阴交、三焦俞，以中等强度刺激，补泻兼施，可留针 10 分钟，一般退针半小时后可出现排尿。

**6. 导尿法**

导尿法应在无菌条件下进行，应由医护人员操作。

**7. 穿刺抽尿法**

在无法插入导尿管的情况下，为暂时缓解患者痛苦，可在无菌条件下，在患者前正中线耻骨联合上缘两横指处，行膀胱穿刺，抽出尿液。

**（二）慢性尿潴留的处理**

前列腺增生致长期膀胱出口梗阻引起慢性尿潴留，导致输尿管扩张、肾积水及肾功能损害。若肾功能正常，可行手术治疗；若出现肾功能不全，首选膀胱穿刺造瘘术，待肾功能恢复到正常或接近正常，病情平稳，全身状况明显改善后，再择期实施手术治疗。

## 三、尿道损伤所致的尿潴留

尿道是泌尿系统最容易损伤的部位。主要发生在男性青壮年时期，女性很少，仅占 3%。男性尿道由尿生殖膈分为前后两部分。前尿道即海绵体尿道，以尿道球部损伤较多，主要为骑跨伤所致；后尿道位于盆腔内，后尿道损伤主要为骨盆骨折引起。病理上可分为尿道挫伤、部分裂伤，以及尿道大部或完全断裂。

尿道损伤若不及时处理或处理不当，极易形成尿道狭窄，造成尿流不畅而导致尿潴留。前尿道轻微损伤，出血不多，排尿顺利者，可予以观察处理。如因疼痛或水肿造成排尿困难甚至尿潴留者，可插入导尿管导尿并留置导尿管1周时间，同时加强膀胱冲洗及给予抗感染药物预防感染。前尿道不完全断裂，尿道周围无明显尿外渗及血肿，且导尿管插入顺利，尿液清亮或淡红色者，可留置导尿管2周后拔除，日后根据情况进行尿道扩张术；同时给予抗感染药物及雌激素治疗，不必手术。前尿道完全断裂，导尿管不能插入，或插入后导出鲜红色血液，阴囊部明显血肿及尿外渗，则需急诊行尿道修补术或尿道端端吻合术，同时彻底止血并清除血肿，术后留置引流条持续引流。

闭合性的后尿道钝挫伤可行留置导尿法治疗，顺利插入气囊导尿管后，留置导尿管3周。后尿道损伤往往合并骨盆骨折及膀胱、直肠等其他器官损伤，因此，应首先预防和治疗骨盆骨折导致的出血性休克及其他重要器官合并伤，并防治继发性感染。若生命体征不平稳，重要脏器存在严重合并伤，同时出现尿潴留和尿外渗时，在试行导尿治疗失败的情况下，应及时行耻骨上膀胱造瘘术，待病情稳定后，再行二期尿道修补术。对于完全性后尿道断裂，伴稳定性骨盆骨折，且无严重出血性休克及直肠损伤的情况下，伤后72小时内，即尿道创伤期，可行耻骨上膀胱造瘘术＋尿道会师术，术后牵引5~7天，牵引力300~750克为宜，牵引角度与躯体纵轴呈45°。应留置导尿管3~4周。拔除导尿管时应行膀胱尿道造影术，根据尿道狭窄程度进行必要的尿道扩张术。

总之，尿道创伤导致的急、慢性尿潴留，先解决尿液引流问题，根据具体情况留置导尿或采取尿液改道。针对创伤的部位、程度，同时或延后进行全身支持、抗感染或手术等治疗，以恢复尿道连续性。

（白晓静　张　静　蒋玉梅　辛　霞）

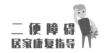

# 第四章　尿失禁的居家康复

## 第一节　什么是尿失禁

### 一、尿失禁的定义

尿失禁是指各种疾病造成患者尿液不自主地流出。根据国际尿控协会新的统计表明，尿失禁已成为继肿瘤、糖尿病、高血压病、骨质疏松症后的世界五大疾病之一。

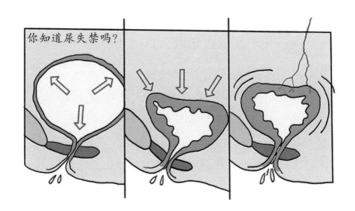

### 二、尿失禁的发病率

中华医学会在 2010 年进行的《大规模尿失禁流行病学调查》中的数据显示：北京、上海、广州等 34 个城市随机抽查 14 811 人，18 岁以上人群的尿失禁总发病率为 5.9%；20 岁以上人群中，女性发病率高于男性；随年龄增长，尿失禁发病率呈直线上升。

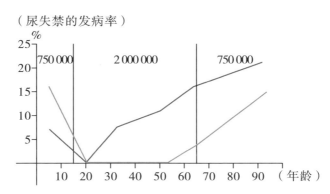

（尿失禁的发病率）

红线为女性尿失禁的发病率，蓝线为男性尿失禁的发病率

目前中国人对尿失禁了解得很少。即使很多人被尿失禁的问题困扰，但仍认为"水龙头"开关失灵，只是年老的问题。中国人的尿失禁就诊率仅为 9.4%，其中真正去泌尿科就诊的仅 0.7%。长期尿失禁会导致泌尿系统严重病变，如引发盆腔炎、膀胱炎、阴道炎、性生活障碍、膀胱癌及尿毒症等疾病。尿失禁严重影响了患者的生活质量、社交能力、劳动能力，甚至威胁患者的生命，同时给政府和家庭增加了沉重的经济负担。

# 第二节　尿失禁的危险因素

尿失禁大多继发于神经源性疾病及非神经源性疾病。

## 一、神经源性疾病

### 1. 糖尿病

尿失禁是糖尿病常见的慢性并发症之一，可见于 40%~80% 的糖尿病患者，

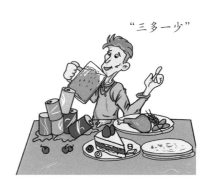

"三多一少"

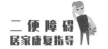

即使血糖控制良好，仍有约 25% 的糖尿病患者发生尿失禁。尿失禁是糖尿病外周神经病变在膀胱及逼尿肌功能损害的表现。

**2. 盆腔手术**

继发于经腹会阴直肠癌根治术、根治性子宫切除术、经腹直肠癌根治术和直肠结肠切除术的尿失禁发病率分别为 20%~68%、16%~80%、20%~25% 和 10%~20%，多与盆丛神经纤维被切断、结扎及瘢痕牵扯、粘连等有关，盆腔的放疗可能加重这种病变。

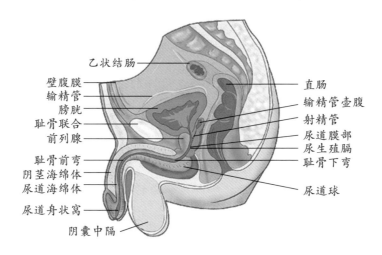

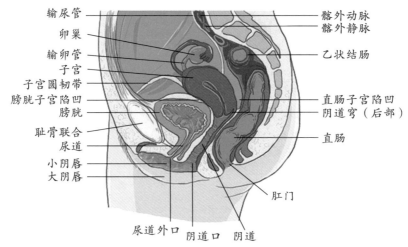

### 3.感染性疾病

感染性疾病，如带状疱疹可引起尿失禁。带状疱疹病毒可侵犯腰骶神经，除可造成相应的神经支配部位皮肤簇集水疱外，还可导致盆丛及阴部神经受损，进而影响膀胱及尿道功能，导致尿失禁，发病率为4%~5%，但此疾病导致的尿失禁多为暂时性的。

### 4.神经脱髓鞘病变

多发性硬化症（MS）系自身免疫作用累及中枢神经系统的神经髓鞘，形成少突胶质细胞，导致受累的神经发生脱髓鞘变性，这种脱髓鞘病变最常累及颈髓的后柱和侧柱，但也常累及腰髓、骶髓、视神经、大脑、小脑和脑干。多发性硬化症多发于20~40岁年龄组，高峰年龄在35岁，男女比例为1∶3~1∶10，女性患者妊娠时疾病活动性下降。其临床症状随病变累及的神经部位而异。超过90%的患者整个病程的某一阶段可能出现下尿路症状，其临床表现多样，尿失禁占37%~72%，伴或不伴有尿潴留的尿路梗阻占2%~52%。多发性硬化症患者的排尿症状并非一成不变，常随累及神经部位的变化和病程的演变而发生相应的变化，而这种排尿障碍变化很少能改善。

### 5.老年痴呆

老年痴呆与尿失禁关系密切，两者常来源于同一基础疾病，且尿失禁又常继发于老年痴呆。尿失禁的病因常是多因素的，如认知障碍、步态紊乱及膀胱过度活动等。

### 6.基底节病变

基底节是大脑半球部最大核团的总称，具有广泛、复杂的功能，包括运动、认知及情感等功能。帕金森病是最常见的基底节病变，可能与调节排尿功能相关的神经节、迷走神经背核受累有关。这种症状可

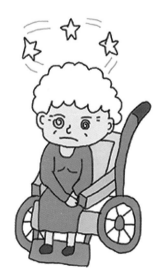

以与震颤同时出现，但排尿异常症状大多出现在疾病的进展期。5%~10% 的男性患者出现尿失禁，这是由于逼尿肌过度活动和（或）尿道外括约肌功能障碍所致。

### 7. 脑血管病变

尿失禁是脑血管意外常见的后遗症之一，发病率为 37%~58%，且与病变的严重程度及恢复状况密切相关。脑血管意外后引起尿失禁的危险因素有年龄 ≥ 75 岁、女性患者、糖尿病史、伴有运动障碍、失语、大便失禁、吞咽困难、意识障碍、视野缺失和精神障碍、病灶累及皮质和皮质下等。

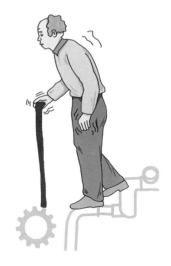

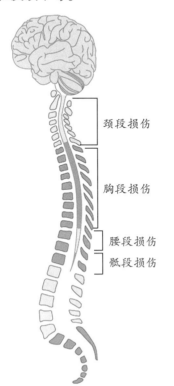

颈段损伤

胸段损伤

腰段损伤

骶段损伤

### 8. 额叶肿瘤

24% 的大脑上、中额叶肿瘤能引起尿失禁，可能与其占位效应有关。尿失禁也与肿瘤累及的程度和范围有关。

### 9. 脊髓损伤

多种病理因素可以导致脊髓损伤，如外伤、血管性疾病、先天性疾病和医源性损伤等。几乎所有脊髓损伤性病变都可以影响膀胱尿道功能。不同节段、不同程度的脊髓损伤会导致不同类型的膀胱尿道功能障碍，在损伤后的不同时间段，临床表现也有所不同。

### 10. 腰椎间盘突出症

多数腰椎间盘突出症是由腰$_4$~腰$_5$、腰$_5$~骶$_1$ 的椎间盘向后外侧突出造成的，然而向后的中心型突出（马尾综合征）则可能影响支配膀胱、会阴部和阴茎海绵体部的神经。据报道，1%~15%腰椎间盘突出症患者的骶神经根会受到影响，最终常见的症状为尿潴留，即使实施了椎间盘手术，术后排尿功能也不能完全恢复。

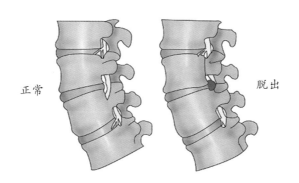

正常　　　　　　　　　　　　　　　　　　脱出

### 11. 医源性因素

若手术操作损伤了与膀胱尿道功能相关的神经，亦会产生尿失禁。很多脊柱外科手术，如颈椎或腰椎的椎板减压术、椎间盘切除术、椎管肿瘤摘除术等，手术牵拉、压迫或切割等对神经的刺激，术后可能产生不同类型和程度的排尿异常，其中脊柱外科和泌尿外科手术（如前列腺癌根治术），术后出现尿失禁者可高达38%~60%。一些盆腔的手术如子宫颈癌根治术、直肠癌根治术等，若损伤盆神经或阴部神经，也会导致尿失禁。这些医源性损伤导致的尿失禁可以是一过性的，但也有难以恢复的情况。

## 二、非神经源性疾病

### 1. 前列腺增生（BPH）

前列腺增生是中老年男性常见疾病之一，随着全球人口老龄化的上升，该病的发病率日渐增多。前列腺增生的发病率随年龄递增，但有增生病变时不一定有临床症状。该病的城镇发病率高于农村，而且种族差

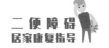

异也影响增生程度。前列腺增生的早期由于代偿，症状一般不典型，随着下尿路梗阻加重，症状逐渐明显。临床症状包括储尿期症状、排尿期症状及排尿后症状。该病由于病程进展缓慢，一般难以确定起病时间。下尿路梗阻时，50%~80% 的患者有尿急、充盈性尿失禁或急迫性尿失禁等表现。

**2. 女性盆底功能障碍性疾病（PFD）**

女性盆底功能障碍性疾病又称盆底缺陷或盆底支持组织松弛，主要包括压力性尿失禁和盆腔器官脱垂。压力性尿失禁是指当腹压增加时（如咳嗽、打喷嚏、大笑、运动等）发生尿液不自主的流出。盆腔脏器脱垂（POP）包括阴道前壁膨出、子宫脱垂、阴道穹隆脱垂、阴道后壁膨出、直肠膨出等。

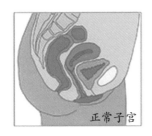正常子宫 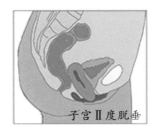子宫Ⅱ度脱垂 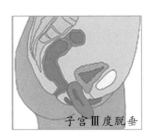子宫Ⅲ度脱垂

导致盆底功能障碍的主要原因包括以下三个方面。

（1）妊娠、分娩：妊娠过程逐渐增大的子宫会对盆底的支撑结构（包括盆腔筋膜韧带和肌肉）产生牵拉并削弱其支撑力量，在经阴道分娩时，特别是使用了产钳或胎吸助产的妇女，会使盆底组织受过度牵拉而损伤，从而导致盆底功能障碍的发生。产后若过早参加重体力劳动，也会影响盆底组织张力的恢复，而导致盆底功能障碍的发生。

（2）长期腹压增加：慢性咳嗽、长期便秘、频繁举重、腹型肥胖等都会造成腹腔内压力增加，导致盆底功能障碍的发生。

（3）年龄增长：随着年龄的增长，特别是绝经后盆底支持结构的萎缩，会造成盆底功能障碍的发生。

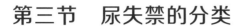

# 第三节 尿失禁的分类

尿失禁按临床表现可分为充盈性尿失禁、真性尿失禁、急迫性尿失禁及压力性尿失禁。

### 1. 充盈性尿失禁

充盈性尿失禁是由于下尿路有较严重的机械性（如前列腺增生）或功能性梗阻引起尿潴留，当膀胱内压上升到一定程度并超过尿道阻力时，尿液不断自尿道中滴出。该类患者的膀胱呈膨胀状态。

### 2. 真性尿失禁

真性尿失禁是由完全的上运动神经元病变引起。患者不自主地间歇排尿（间歇性尿失禁），排尿没有感觉。

### 3. 急迫性尿失禁

急迫性尿失禁可由部分性上运动神经元病变或急性膀胱炎等强烈的局部刺激引起。患者有十分严重的尿频、尿急症状。由于强烈的逼尿肌无抑制性收缩而发生尿失禁。

### 4. 压力性尿失禁

压力性尿失禁是当腹压增加时（如咳嗽、打喷嚏、上楼梯或跑步）即有尿液自尿道流出。引起该类尿失禁的病因很复杂，需要做详细检查。

# 第四节 尿失禁是怎样引起的

### 1. 脑桥上损伤

人的高级排尿中枢位于大脑皮质，丘脑、基底节、边缘系统、下丘脑和脑干网状结构参与调节排尿调控过程，而协调排尿反射的中枢位于脑桥。脑桥水平上下发生的疾病均可能出现尿失禁。

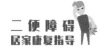

### 2.脊髓损伤

脊髓是控制逼尿肌和尿道内、外括约肌功能活动的初级排尿中枢，也是将膀胱、尿道的感觉冲动传导至高级排尿中枢的上行神经纤维和将高级排尿中枢的冲动传导至脊髓初级排尿中枢的下行神经纤维的共同通路。脊髓的排尿中枢主要位于三个部分，即交感神经中枢、副交感神经中枢和阴部神经核，分别发出神经纤维支配膀胱和尿道。不同节段的脊髓损伤导致的神经源性膀胱具有一定的规律性，但并非完全与脊髓损伤水平相对应。同一水平的脊髓损伤、不同的患者或同一患者的不同病程，其尿失禁的临床表现和尿失禁的程度都有差异。

### 3.外周神经病变

外周神经病变如糖尿病外周神经病变、盆底神经损伤、免疫性神经病等，累及支配膀胱的交感和副交感神经，或同时累及支配尿道括约肌的神经，导致尿道内、外括约肌控尿能力降低，出现尿失禁。

# 第五节　尿失禁的常见临床表现

尿失禁可以发生在任何年龄阶段，尤其以女性及老年人多见。尿失禁会引起多种不适。如下腹部、会阴部及大腿根部皮疹，皮肤感染、溃烂；泌尿系统反复感染，膀胱输尿管反流，肾积水，肾结石，肾功能不全等。严重损害患者的生命质量、社交能力、劳动能力，甚至威胁患者的生命。

尿失禁同时造成患者沮丧、懊恼、无奈等情绪，甚至会引起夫妻间性生活不和谐。有人将尿失禁称为"社交癌"。

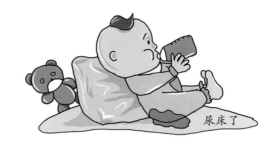

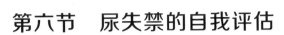

# 第六节　尿失禁的自我评估

## 一、疾病发展史

（1）有无合并遗传性及先天性疾病，如脊柱裂、脊髓脊膜膨出等发育异常疾病。

（2）有无代谢性疾病史，如糖尿病是否有周围神经病变、视网膜病变等并发症。

（3）有无神经系统疾病，如格林－巴利综合征、多发性硬化症、老年痴呆、帕金森病、脑血管意外、颅内肿瘤、脊柱脊髓肿瘤、腰椎间盘突出症等病史。

（4）有无脊髓外伤，如脊髓损伤的时间、部位、方式，伤后排尿情况及处理方式等。

（5）有无神经系统手术史、泌尿系统手术史、盆腔及盆底手术史、抗尿失禁手术史等。

（6）有无吸烟、饮酒、药物成瘾等情况，评估下尿路功能障碍对生活质量的干扰程度等。

（7）有无尿路感染，其发生的频率、治疗方法及疗效。

（8）女性月经及婚育史。

## 二、症　状

### 1.泌尿生殖系统症状

（1）下尿路症状：包括储尿期症状、排尿期症状和排尿后症状。储尿期症状有尿急、尿频、夜尿增多、遗尿等；排尿期症状包括排尿困难、膀胱排空不全、尿潴留、尿痛等；排尿后症状有尿后滴沥等。上述症状推荐以排尿日记形式加以记录。大笑、咳嗽、打喷嚏、跳跃或行走等各

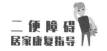
种腹压增加状态下，尿液是否漏出；停止腹部加压动作后漏尿是否随即终止。

（2）膀胱感觉异常：有无异常的膀胱充盈感及尿意等。

（3）泌尿系统管理方式的调查：腹压排尿、叩击排尿、挤压排尿、自行漏尿、间歇性导尿、长期留置导尿管、留置膀胱造瘘管等。

（4）性功能障碍症状：男性注意是否存在勃起功能障碍、性高潮异常、射精异常等；女性注意是否存在性欲减退、性交困难等。

（5）其他：腰痛、盆底疼痛、血尿、脓尿等。

**2. 肠道症状**

有无里急后重感等，有无便秘、大便失禁等。

**3. 神经系统症状**

有无肢体感觉运动障碍、肢体痉挛、自主神经反射亢进等。

**4. 其他症状**

有无发热等。

## 三、体格检查

**1. 一般情况**

患者精神状态、意识、认知、步态、生命体征等。

**2. 腰腹部情况**

男性应常规进行肛门直肠指诊，了解肛门括约肌肌力。女性要注意有无盆腔脏器膨出及程度；外阴部有无长期感染所引起的异味、皮疹；棉签试验了解尿道活动度。

　**3. 神经系统检查**

（1）脊髓损伤患者应了解脊髓损伤平面，以及上下肢感觉运动功能和上下肢关键肌的肌力、肌张力。

（2）有无膝腱反射、跟腱反射、提睾反射、肛门反射、球海绵体肌反射等异常。

（3）会阴部/鞍区感觉有无异常，肛门括约肌张力如何及有无自主收缩。

## 四、实验室检查

（1）通过尿常规了解是否存在泌尿系统感染等。

（2）通过血肌酐、尿素氮水平反映肾功能状况。

（3）通过尿细菌学检查（尿培养）明确病原菌种类，并根据药物敏感试验结果选择敏感药物。

（4）疑有泌尿或生殖系统炎症者应进行尿液、前列腺液、尿道及阴道分泌物的病原学检查。

## 五、影像学检查

（1）通过泌尿系统超声可了解肾、输尿管和膀胱的形态及残余尿量。

（2）通过泌尿系统平片（KUB）可了解有无隐性脊柱裂等腰骶骨发育异常，是否合并有尿路结石等。

（3）通过静脉尿路造影（IVP）、泌尿系统CT和泌尿系统MR可进一步了解肾、输尿管和膀胱的形态及残余尿量。

（4）通过核素检查（肾图、利尿肾图或肾动态检查）了解分侧肾功能情况。

## 六、影像尿动力学检查

影像尿动力学检查是对下尿路功能状态进行客观评估的"金标准"。患者病史、症状及查体结果是选择检查项目的主要依据。鉴于大部分影像尿动力学检查项目为有创性检查，因此应当先进行排尿日记、自由尿流率、残余尿量测定等无创检查项目，然后再进行充盈期膀胱测压、排尿期压力–流率测定、肌电图检查、神经电生理检查等有创检查项目。

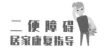

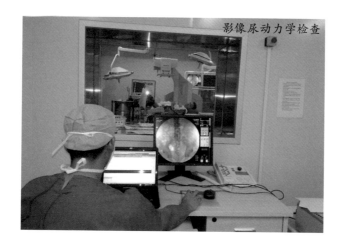
影像尿动力学检查

# 第七节　尿失禁的居家管理

尿失禁是一种症状，对个体的社会、卫生及医疗方面都产生明显的影响。由于长期漏尿，影响日常生活，比较容易发生皮肤破损、反复尿路感染、肾脏功能损害等。患者不愿意出门，影响社会活动的参与、工作以及夫妻生活；患者丧失自信心和尊严，自我封闭，容易形成焦虑、抑郁等情绪。尿失禁危害甚大，应尽早到泌尿科进行诊治。作为医护工作者，应该加强健康教育，通过讲课、演示、经验分享、个体与群体相结合指导等形式，使患者及其家属对尿失禁的病因、症状、治疗及护理能进一步认识，主动配合治疗与护理，增强患者对治疗的信心和耐心。良好的居家管理有助于改善尿失禁。尿失禁的居家管理以下四个方面。

## 1. 良好的心态

要有乐观、豁达的心情，以积极平和的心态，笑对生活和工作中的成功、失败、压力和烦恼，学会自己调节心境和情绪。

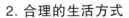

**2.合理的生活方式**

（1）饮食要清淡，多进食蔬菜、水果和富含粗纤维的食物，保持大便通畅；多饮水，每天饮水 2500 毫升以上，少饮浓茶、咖啡和含碳酸的饮品。

（2）减轻体重。

（3）生活起居规律、保证充足睡眠，加强体育锻炼，但应避免从事重体力劳动，避免参加增加腹压的体育活动。

（4）适宜的性生活，每次性生活前要排空膀胱，避免手淫。

（5）戒烟。

**3.尿失禁居家健康教育**

（1）了解引起尿失禁相关疾病的知识。

（2）熟悉和掌握膀胱训练的方法、膀胱残余尿量的测定方法及间歇性导尿的相关知识。

（3）掌握自我管理膀胱的方法。

（4）掌握膀胱自我管理技术，如饮水计划、按时记录排尿日记等。

（5）观察尿液的颜色、气味、透亮度及尿量等；控制饮水量，避免膀胱过度膨胀；正确操作间歇性导尿，及时发现、治疗间歇性导尿引起的并发症。

（6）患者做失禁居家康复训练时必须医护、家属和患者三位一体，为患者正常回归家庭创造条件。

（7）心理护理贯穿整个病程，做好患者的心理疏导工作，帮助排除因排尿障碍带来的生活和社交困难。

**4.遵医嘱按时回医院复诊**

神经源性膀胱患者需终身随访，每 2 年至少进行 1 次临床评估和尿流动力学检查，以发现危险因素。

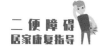
# 第八节　常见疾病所致尿失禁的治疗

## 一、膀胱过度活动症

### 1.定义

膀胱过度活动症（OAB）是一种以尿急症状为特征的症候群，常伴有尿频和夜尿增多，可伴或不伴有急迫性尿失禁；尿动力学上可表现为逼尿肌过度活动，也可为其他形式的尿道 – 膀胱功能障碍。膀胱过度活动症无明确的病因，不包括由急性尿路感染或其他形式的膀胱尿道局部病变所致的症状。

日常生活中，您是否有以下症状的困扰？

尿急

憋不住尿！突然出现一种强烈的，不能控制的排尿欲望，很难被延迟？

### 2.病因及发病机制

膀胱过度活动症的病因尚不十分明确，目前认为有以下四种。

（1）逼尿肌不稳定：由非神经源性因素所致，储尿期逼尿肌异常收缩引起相应的临床症状。

（2）膀胱感觉过敏：在较小的膀胱容量时即出现排尿欲。

（3）尿道及盆底肌功能异常。

（4）其他：如精神行为异常、激素代谢失调等。

### 3.诊断

（1）症状评估：包括排尿日记评估、膀胱过度活动症评分（OABSS）

问卷表（表 4-1），有无排尿困难、尿失禁、性功能障碍、排便状况，有无合并妇科疾病、神经系统疾病及治疗史等。

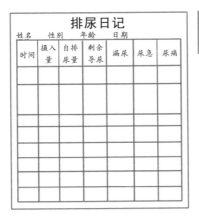

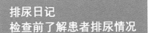
排尿日记
检查前了解患者排尿情况

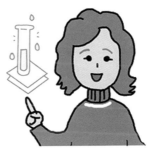

表 4-1　膀胱过度活动症评分（OABSS）问卷表

| 问题 | 症状 | 频率次数 | 得分 |
|---|---|---|---|
| 1. 白天排尿次数 | 从早上起床到晚上入睡的时间内，小便的次数是多少 | ≤ 7 | 0 |
| | | 8~14 | 1 |
| | | ≥ 15 | 2 |
| 2. 夜间排尿次数 | 从晚上入睡到早上起床的时间内，因为小便起床的次数是多少 | 0 | 0 |
| | | 1 | 1 |
| | | 2 | 2 |
| | | ≥ 3 | 3 |
| 3. 尿急 | 是否有突然想要小便，同时难以忍受的现象发生 | 无 | 0 |
| | | 每周 < 1 | 1 |
| | | 每周 > 1 | 2 |
| | | 每日 = 1 | 3 |
| | | 每日 2~4 | 4 |
| | | 每日 ≥ 5 | 5 |

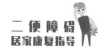

续表

| 问题 | 症状 | 频率次数 | 得分 |
|---|---|---|---|
| 4. 急迫性尿失禁 | 是否有突然想要小便，同时无法忍受出现尿失禁的现象 | 无 | 0 |
| | | 每周 < 1 | 1 |
| | | 每周 > 1 | 2 |
| | | 每日 = 1 | 3 |
| | | 每日 2~4 | 4 |
| | | 每日 ≥ 5 | 5 |

在研究人员指导下，选择最近 1 周内最接近您排尿状态的得分：OABSS 总评分就是这 4 个问题评分的总和。基于 OABSS 评分表，当问题 3( 尿急 )的得分在 2 分以上，且整个 OABSS 得分在 3 分以上，就可诊断为 OAB（注：若无尿急不能确诊）。

（2）泌尿及男性生殖系统、神经系统、女性生殖系统体格检查。

（3）尿常规、尿流率、泌尿系统超声检查（包括残余尿量测定）；尿液、前列腺液、尿道及阴道分泌物的病原学检查；疑有尿路上皮肿瘤者进行尿液细胞学检查；尿路平片、静脉尿路造影、泌尿系统内腔镜、CT 或 MRI 检查。

（4）尿动力学检查包括膀胱压力测定、压力 – 流率测定等。

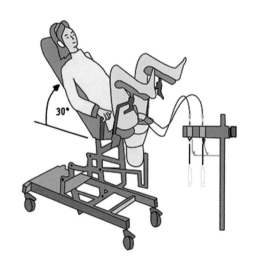

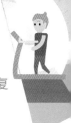

### 4.OAB 诊治原则

（1）膀胱训练：包括延迟排尿和定时排尿。延迟排尿是指逐渐使每次排尿量大于 300 毫升。通过重新学习和掌握控制排尿的技能来打断精神因素的恶性循环并降低膀胱的敏感性。但是延迟排尿有可能造成膀胱压力过高，易引起膀胱输尿管反流和肾积液等并发症，禁用于低顺应性膀胱患者。定时排尿有助于减少尿失禁次数，提高生活质量。生物反馈治疗可结合膀胱训练等治疗尿失禁。

（2）药物治疗：M 受体拮抗药如托特罗定、索利那新等，可抑制逼尿肌收缩，改善膀胱感觉功能及抑制逼尿肌不稳定收缩。此类药物的副作用有便秘、口干、视物模糊和尿潴留等。

（3）逼尿肌治疗或电调节治疗：对严重的逼尿肌不稳定患者，可考虑 A 型肉毒毒素膀胱逼尿肌多点注射。骶神经电调节治疗对部分顽固性尿频、尿急及急迫性尿失禁患者有效。

（4）手术治疗：严重低顺应性膀胱、膀胱容量过小，且危害上尿路功能，经其他治疗无效者，可考虑行逼尿肌横断术、自体膀胱扩大术、肠道膀胱扩大术、尿流改道术治疗。

## 二、女性压力性尿失禁（SUI）

女性压力性尿失禁是指女性在打喷嚏、咳嗽或运动等腹压增高时出现不自主的尿液自尿道外口流出。体征是在增加腹压时，能观测到尿液不自主地从尿道流出。尿动力学检查表现为充盈性膀胱测压时，在腹压增加而逼尿肌稳定性良好的情况下，出现不随意漏尿。国内多中心调查研究发现，女性人群中，有 23%~45% 患不同程度的尿失禁，7% 左右有明显的尿失禁症状；在这些尿失禁患者中约 50% 为压力性尿失禁。

### 1.病因

（1）年龄：随着年龄增长，女性尿失禁患病率逐渐增高，高发年龄为 45~55 岁。年龄与尿失禁的相关性可能与随着年龄的增长而出现

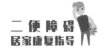

的盆底肌松弛、雌激素减少和尿道括约肌退行性变等有关。一些老年常见疾病如慢性肺部疾病、糖尿病等，也可促进尿失禁进展。但老年人压力性尿失禁的发病率趋缓，可能与其生活方式改变有关，如日常活动减少等。

（2）生育：生育的次数、初次生育年龄、生产方式、胎儿的大小及妊娠期间尿失禁的发病率均与产后尿失禁的发生有显著相关性。生育的胎次与尿失禁的发生呈正相关性；初次生育年龄在 20~34 岁的女性，其尿失禁的发生与生育的相关度高于其他年龄段；生育年龄过大者，尿失禁的发生可能性较大；经阴道分娩的女性比剖宫产的女性更易发生尿失禁；行剖宫产的女性比未生育的女性发生尿失禁的危险性要大；使用助产钳、吸胎器和缩宫素等加速产程的助产技术也有增加尿失禁的可能性；高体重胎儿的母亲发生尿失禁危险性也大。

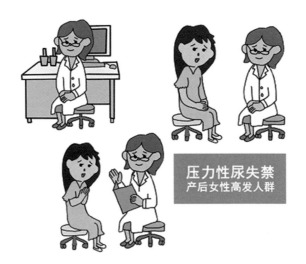

（3）盆腔脏器脱垂（POP）：与压力性尿失禁紧密相关，两者常伴随存在，严重影响中老年妇女的健康和生活质量。盆腔脏器脱垂患者盆底支持组织平滑肌纤维变细、排列紊乱，结缔组织纤维化和肌纤维萎缩可能与压力性尿失禁的发生有关。

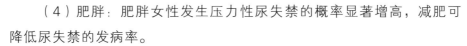

（4）肥胖：肥胖女性发生压力性尿失禁的概率显著增高，减肥可降低尿失禁的发病率。

（5）遗传因素：遗传因素与压力性尿失禁有较明确的相关性。压力性尿失禁患者患病率与其直系亲属患病率显著相关。

（6）其他可能的相关因素：有高强度体育锻炼、便秘、肠道功能紊乱、咖啡因摄入和慢性咳嗽等。

**2. 病理生理机制**

（1）膀胱颈及近端尿道下移：正常情况下，在腹压增加引起膀胱压增加的同时，腹压可同时传递至尿道，增加尿道关闭能力，防止压力性尿失禁的发生。各种原因引起盆底肌及结缔组织退变、受损而薄弱，导致膀胱颈及近端尿道下移、尿道松弛、功能性尿道变短时，增高的腹压仅传至膀胱而较少传递至尿道，以致尿道压力不能同步升高，从而引起尿失禁。

（2）尿道黏膜的封闭功能减退：正常尿道黏膜皱襞有密封垫作用，可阻止尿液的渗漏。随着年龄的增长，尿道黏膜萎缩变薄、弹性下降，可导致其封闭功能减退，引起尿失禁。尿道炎及尿道损伤等原因造成尿道黏膜广泛受损，导致黏膜纤维化，也可使尿道黏膜的封闭功能减退或消失，引起尿失禁。

（3）尿道固有括约肌功能下降：尿道平滑肌、尿道横纹肌、尿道周围横纹肌功能退变及受损，导致尿道关闭压下降，引起尿失禁。

（4）支配控尿组织结构的神经系统功能障碍：尿道本身的结构、功能，尿道周围的支撑组织相关的神经功能障碍，均可导致尿道关闭功能不全而发生尿失禁。

**3. 诊断**

（1）症状：有无压力性尿失禁症状，如大笑、咳嗽、打喷嚏或行走等各种程度腹压增加时尿液是否漏出，停止加压动作时尿流是否随即终止。有无血尿、排尿困难、尿路刺激症状或下腹、腰部不适等。

（2）体格检查：如生命体征、步态及身体活动能力、精细程度及对事物的认知能力、下肢肌力、会阴部感觉、肛门括约肌张力等。外生殖器有无盆腔脏器膨出及程度；外阴部有无长期感染所引起的异味、皮疹；肛门括约肌肌力是否正常及有无直肠膨出。

（3）1小时尿垫试验

试验步骤：①患者无排尿；②安放好已经称重的收集装置，试验开始；③15分钟内喝500毫升无钠液体；④步行半小时，包括上下一层楼梯；⑤起立和坐下10次；⑥剧烈咳嗽10次；⑦原地跑1分钟；⑧弯腰拾小物体5次；⑨流动水中洗手1分钟；⑩1小时终末去除收集装置并称重。

结果判断：①尿垫增重＞1克为阳性；②尿垫增重＞2克时，注意有无称重误差、出汗和阴道分泌物；③尿垫增重＜1克提示基本干燥或试验误差。

（4）压力诱发试验：患者仰卧，双腿屈曲外展，观察尿道口，咳嗽或用力增加腹压时尿液漏出，腹压消失后漏尿也同时消失则为阳性。阴性者站立位再行检查。

（5）膀胱颈抬举试验：该试验针对女性患者。患者取膀胱截石位，先行压力诱发试验，若为阳性，则将中指及食指插入患者阴道，分别放在膀胱颈水平尿道两侧的阴道壁上，嘱患者咳嗽或Valsalva动作以增加腹压，有尿液漏出时用手指向头腹侧抬举膀胱颈，若漏尿停止，则为阳性。

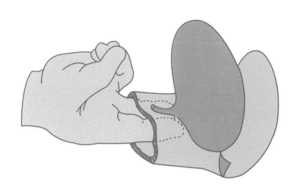

（6）棉签试验：患者取膀胱截石位，消毒后于尿道插入无菌棉签，棉签前端应插过膀胱颈。无应力状态下和应力状态下棉签活动的角度超过30°，则提示膀胱颈过度活动。

（7）排尿日记：连续记录72小时排尿情况，包括每次排尿时间、尿量、饮水时间、饮水量、伴随症状和尿失禁时间等。

（8）实验室检查：血、尿常规，尿培养和肝、肾功能等检查。

（9）尿流动力学检查：尿流率，膀胱残余尿量，尿道压力描记，压力–流率测定，腹压漏尿点压（ALPP）测定，影像尿动力学检查。

（10）其他检查：必要时行膀胱镜检查、泌尿系统超声、膀胱尿道造影、静脉肾盂造影和CT检查。

**4.程度诊断**

（1）轻度：一般活动及夜间无尿失禁，腹压增加时偶发尿失禁，不需佩戴尿垫。

（2）中度：腹压增加及起立活动时，有频繁的尿失禁，需要佩戴尿垫生活。

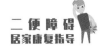

（3）重度：起立活动或卧位体位变化时即有尿失禁，严重影响患者的生活及社交活动。

**5. 治疗**

（1）减肥和改变饮食习惯有助于治疗压力性尿失禁。

（2）盆底肌训练（PFMT）：对女性压力性尿失禁患者的预防和治疗作用已为众多的研究者所证实。通过患者有意识地对以肛提肌为主的盆底肌群进行自主收缩，增加尿道阻力、恢复盆底肌功能，达到预防和治疗尿失禁的目的。此法方便易行、有效，适用于各种类型的压力性尿失禁。具体方法：持续收缩盆底肌（提肛运动）2~6秒，松弛休息2~6秒，如此反复10~15次。每天训练3~8次，持续8周以上或更长时间。

（3）生物反馈疗法和电刺激：生物反馈疗法通过借助置于阴道或直肠内的电子生物反馈治疗仪，监视盆底肌的肌电活动，指导患者进行正确的、自主的盆底肌训练，并形成条件反射。与单纯盆底肌训练相比，生物反馈疗法更为直观和易于掌握，疗效与单纯盆底肌训练相当，或优于单纯盆底肌训练，并有可能维持相对较长的有效时间。盆底电刺激是利用置于阴道、直肠内的电极，或植入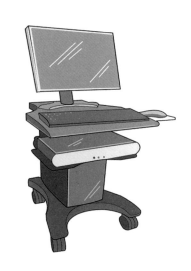袖状线性电极和皮肤表面电极，有规律地对盆底肌群或神经进行刺激，增强肛提肌及其他盆底肌和尿道周围横纹肌的功能，以增加控制排尿能力。

（4）针刺疗法：针刺中极、关元、足三里、三阴交等穴位，也可提升盆底肌的张力，从而改善膀胱功能。

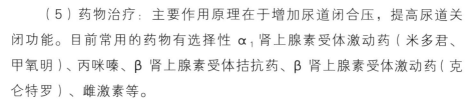

（5）药物治疗：主要作用原理在于增加尿道闭合压，提高尿道关闭功能。目前常用的药物有选择性 $\alpha_1$ 肾上腺素受体激动药（米多君、甲氧明）、丙咪嗪、$\beta$ 肾上腺素受体拮抗药、$\beta$ 肾上腺素受体激动药（克仑特罗）、雌激素等。

（6）手术治疗

1）手术适应证：非手术治疗效果不佳或不能坚持，不能耐受，预期效果不佳的患者；中重度压力性尿失禁，严重影响生活质量的患者；对生活质量要求较高的患者；伴有盆腔脏器脱垂等盆底功能病变需行盆底重建的患者；应行抗压力性尿失禁手术。

2）手术方法：经阴道无张力尿道中段吊带术（TVT 和 TVT-O 等）、Burch 阴道壁悬吊术、膀胱颈吊带（Sling）术、阴道前壁修补术、尿道旁填充物注射术等。

3）手术后并发症：近期并发症，出血、血肿形成、感染、膀胱尿道损伤、尿生殖道瘘、神经损伤和排空障碍等。远期并发症，新发尿急、继发泌尿生殖器官脱垂、耻骨上疼痛、性交痛、尿失禁复发、慢性尿潴留及吊带的侵蚀。

**6. 预防**

（1）普及教育：压力性尿失禁是女性高发病，首先应提高公众意识，增加对该病的了解和认识，早期发现，早期处理，将其对患者生活质量的影响降到最低限度。医务人员则应进一步提高对该病的认识，广泛宣传并提高诊治水平。对于压力性尿失禁患者，还应注意心理辅导，向患者及其家属说明本病的发病情况及主要危害，解除其心理压力。

（2）避免危险因素：根据尿失禁的常见危险因素，采取相应的预防措施。对于家族中有尿失禁发生史、肥胖、吸烟、高强度体力运动及多次生育史者，若出现尿失禁，应评估生活习惯与尿失禁发生的可能相关关系，并据此减少对易感因素的接触机会。产后及妊娠期间行盆底肌训练，可有效降低压力性尿失禁的发病率和严重程度。选择性

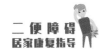
剖宫产可作为预防尿失禁方法之一，可一定程度上预防和减少压力性尿失禁的发生。在选择性剖宫产时，还应考虑到社会、心理及经济等诸多因素。

### 三、神经源性膀胱

神经源性膀胱（NB）是一类由于神经系统病变导致膀胱和（或）尿道功能障碍（即储尿和/或排尿功能障碍），进而产生一系列下尿路症状及并发症的疾病的总称。

#### 1.病因

所有可能累及储尿和（或）排尿生理调节过程的神经系统病变，都有可能影响膀胱和（或）尿道功能。常见的病因有外周神经病变、神经脱髓鞘病变（多发性硬化症）、老年痴呆、基底节病变、脑血管病变、额叶脑肿瘤、脊髓损伤、椎间盘疾病、医源性因素等。

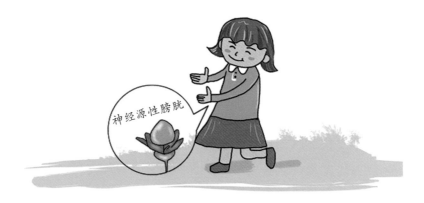

#### 2.分类

神经源性膀胱的分类是基于尿动力学检查结果的 ICS 下尿路功能障碍分类系统（表 4-2）而确定的。神经源性膀胱临床症状及严重程度的差异，并不总是与神经系统病变的严重程度相一致，因此，不能单纯根据神经系统原发病变的类型和程度来臆断膀胱尿道功能障碍的类型。

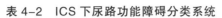

表 4-2　ICS 下尿路功能障碍分类系统

| 储尿期 | 排尿期 |
| --- | --- |
| 膀胱功能<br>　逼尿肌活动性<br>　　正常或稳定<br>　　过度活动<br>　　　特发性<br>　　　神经源性<br>　膀胱感觉<br>　　正常<br>　　增强或过度敏感<br>　　减弱或感觉低下<br>　　缺失<br>　　　非特异性<br>　膀胱容量<br>　　正常<br>　　高<br>　　低<br>　顺应性<br>　　正常<br>　　高<br>　　低<br>尿道功能<br>　正常<br>　不全 | 膀胱功能<br>　逼尿肌收缩性<br>　　正常<br>　　低下<br>　　无收缩<br><br>尿道功能<br>　正常<br>　梗阻<br>　　过度活动<br>　　机械梗阻 |

### 3. 神经源性膀胱的诊断

神经源性膀胱的诊断主要包括三个方面：①导致膀胱尿道功能障碍的神经系统病变的诊断；②下尿路功能障碍和泌尿系统并发症的诊断；③其他相关器官、系统功能障碍的诊断。

（1）病史：包括遗传性及先天性疾病史，如脊柱裂、脊髓脊膜膨出等发育异常疾病；代谢性疾病史，如糖尿病是否有周围神经病变、视

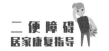

网膜病变等并发症；神经系统疾病史，如格林－巴利综合征、多发性硬化症、阿尔茨海默病（老年痴呆）、帕金森病、脑血管意外、颅内肿瘤、脊柱脊髓外伤、腰椎间盘突出症等病史；外伤史。

（2）症状：包括下尿路症状，膀胱感觉异常；泌尿系统管理方式，如腹压排尿、叩击排尿、挤压排尿、自行漏尿、间歇性导尿、长期留置尿管、留置膀胱造瘘管等；是否存在勃起功能障碍、性高潮异常、射精异常等；有无腰痛、盆底疼痛、血尿、脓尿等；有无肢体感觉运动障碍、肢体痉挛、自主神经反射亢进等症状。

（3）体格检查：包括一般体格检查，如注意患者精神状态、意识、认知、步态、生命体征等；泌尿及生殖系统检查，如腰腹部情况，是否合并盆腔器官脱垂等；神经系统检查，如脊髓损伤患者应检查躯体感觉平面、运动平面、脊髓损伤平面，以及上下肢感觉运动功能和上下肢关键肌的肌力、肌张力；会阴部／鞍区感觉及肛门括约肌收缩力检查。

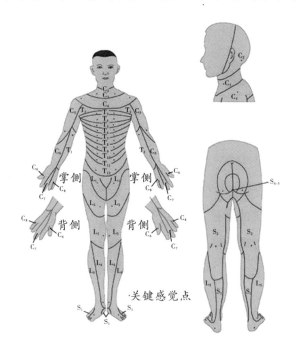

（4）辅助检查：包括尿常规、肾功能、尿细菌学、泌尿系统超声、泌尿系统平片、膀胱尿道造影等检查。必要时需进一步进行静脉尿路造影、泌尿系统 MR 水成像、尿道膀胱镜、核素等检查。

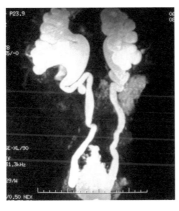

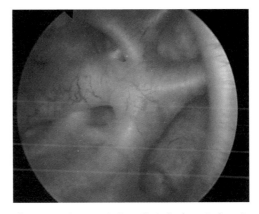

神经源性膀胱泌尿系统 MR 水成像（可见膀胱变小，膀胱输尿管反流，双肾重度积液）

神经源性膀胱尿道膀胱镜检查（可见膀胱变形，膀胱小梁及膀胱憩室形成）

（5）影像尿动力学检查：应当先行排尿日记、自由尿流率、残余尿测定等无创检查项目，然后再进行充盈期膀胱测压、排尿期压力－流率测定等有创检查项目。

### 4.神经源性膀胱的治疗

（1）治疗目标

1）首要目标：为保护上尿路功能（保护肾脏功能），确保储尿期和排尿期膀胱压力处于安全范围。

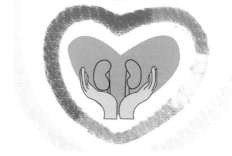

2）次要目标：为恢复 / 部分恢复下尿路功能，提高控尿 / 排尿能力，减少残余尿量，预防泌尿系统感染，提高患者生活质量。治疗后继发的残余尿量增多问题可以由间歇导尿解决。

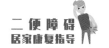
（2）治疗原则

1）积极治疗原发病，在原发的神经系统病变未稳定前应以保守治疗为主。

2）选择治疗方式：应遵循逐渐从无创→微创→有创的原则。

3）单纯依据病史、症状和体征、神经系统损害的程度和水平不能明确尿路功能状态，影像尿动力学检查对于治疗方案的确定和治疗方式的选择具有重要意义。制订治疗方案时，应结合患者个体情况。

4）神经源性膀胱的病情具有临床进展性，因此治疗后的定期随访应伴随终身。

（3）治疗方法

1）手法辅助排尿：适宜手法辅助排尿的患者群有限，应慎重选择。手法辅助排尿可导致膀胱压力超过安全范围，该类方法存在诱发或加重上尿路损害的潜在风险。特殊情况下对于部分病情稳定，已经接受尿道括约肌切断术、A型肉毒毒素尿道括约肌注射术等降低膀胱出口阻力治疗的患者，经过影像尿动力学检查排除潜在的诱发或加重上尿路损害的风险后，可以选择手法辅助排尿，应用期间必须严密随访。

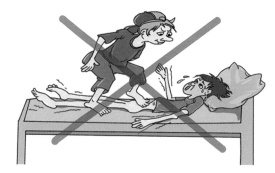

2）行为训练：主要包括定时排尿和提示性排尿。

A.定时排尿：是指在规定的时间间隔内排尿，主要用于认知或运动障碍导致尿失禁的患者，同时也是针对大容量、感觉减退膀胱的患者的首选训练方法。

B. 提示性排尿：指教育患者想排尿时能够请求他人协助，需要第三方的协助才能完成。该方法适用于认知功能良好但高度依赖他人协助的患者。

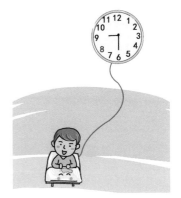

3）盆底肌功能训练：主要包括 Kegel 训练和阴道锥训练。其有利于不完全去神经化的神经源性尿失禁及神经源性逼尿肌过度活动患者增强盆底与尿道括约肌力量。

4）盆底电刺激：对于盆底肌及尿道括约肌不完全去神经化的患者，使用经阴道或肛门电极进行盆底电刺激，可以在增加盆底肌觉醒性的同时，使肌肉被动收缩。

5）生物反馈：应用肌电图生物反馈指导训练盆底肌，能够加强肌肉收缩后放松的效率和盆底肌张力，巩固盆底肌训练的效果。

6）口服药物：M 受体阻断药是治疗神经源性逼尿肌过度活动的一线药物。该类药物在减少神经源性逼尿肌过度活动的同时，也会降低逼尿肌收缩力导致残余尿量增加，因此部分患者需要加用间歇性导尿。此类药物的副作用是患者会显示出不同程度的口干、便秘等。对于无膀胱出口梗阻的逼尿肌无反射的患者可选择使用氯贝胆碱，对于存在逼尿肌 - 尿道括约肌协同失调的患者不推荐使用。目前尚无有效的药物能够治疗逼尿肌收缩无力，间歇性导尿仍是治疗逼尿肌无反射的患者的首选方法。

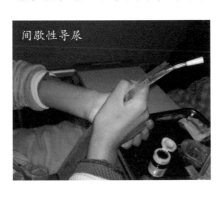

间歇性导尿

7）间歇性导尿（IC）：是协助膀胱排空的金标准。间歇性导尿包括无菌间歇性导尿和清洁间歇性导尿（CIC）。推荐使用 12~14 F 的导尿管，导尿频率为每日 4~6 次，导尿时膀胱容量小于 400 毫升。间歇性导尿的患者推荐每年至少随访一次。

8）留置导尿和膀胱造瘘：原发神经系统疾病急性期时短期留置导尿是安全的。长期留置导尿或膀胱造瘘均有较多并发症（如尿路结石、反复泌尿系统感染等）。成人留置导尿建议使用 12~16F 全硅胶或硅化处理的导尿管。对留置导尿或膀胱造瘘超过 10 年、严重肉眼血尿、慢性顽固性泌尿系统感染的患者须每年例行膀胱镜检查进行膀胱癌筛查。

9）外部集尿器：男性尿失禁患者可选择使用阴茎套和外部集尿器，应定期检查佩戴外部集尿器后是否能够低压排空膀胱，是否有残余尿。

10）腔内药物灌注治疗：用于膀胱腔内灌注治疗的药物主要有抗胆碱能药物（托特罗定、奥昔布宁）和 C 纤维阻滞药 [ 辣椒辣素和树胶脂毒素（RTX）]。对辣椒辣素失效者仍可选用树胶脂毒素。

11）膀胱腔内电刺激（IVS）：其适应证为神经源性膀胱感觉减退合并膀胱收缩力低下的患者。推荐常用刺激参数为脉冲幅度 10 毫安、周期 2 毫秒、频率 20 赫兹，每日刺激 90 分钟，为期 1 周。

13）常用的手术

A. 扩大膀胱容量的手术：施行该类手术的目的在于扩大膀胱容量、抑制逼尿肌过度活动、改善膀胱壁顺应性，为膀胱在生理安全的压力范围内储尿创造条件，从而降低上尿路损害的风险。术式的选择要遵循循序渐进的原则。该类手术有 A 型肉毒毒素膀胱壁注射术、自体膀胱扩大术（逼尿肌切除术）和肠道膀胱扩大术。

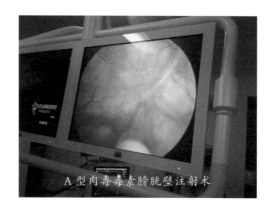

A 型肉毒毒素膀胱壁注射术

B. 增加尿道控尿能力的手术：这类手术对于神经源性膀胱的主要适应证为因尿道括约肌功能缺陷导致的尿失禁。在实施该类手术前应通过影像尿动力学检查明确膀胱的容量、稳定性、顺应性、收缩能力，以及是否存在膀胱输尿管反流、肾积水等上尿路损害。该类手术有填充剂注射术、尿道吊带术、人工尿道括约肌植入术。

C. 增加膀胱收缩力的手术：这类手术有骶神经前根刺激术和逼尿肌成形术。

D. 降低尿道阻力的手术：这类手术有 A 型肉毒毒素尿道括约肌注射术和尿道外括约肌切断术、膀胱颈切开术和尿道支架置入术。

E. 同时治疗储尿和排尿功能障碍的手术：这类手术有骶神经后根切断＋骶神经前根刺激术、骶神经调节术和尿流改道术。

**5. 随访**

神经源性膀胱患者需终身随访，将尿常规、泌尿系统超声、残余尿量、肾功能、尿动力学检查作为基础随访检查项目。根据患者病情进展复查影像尿动力学。

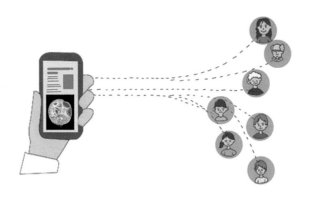

（杨幸华　张瑞英　黄马平　刘秋玲　李青青
黄天海　杨晓毅　刘　静　陈　晖　黄耀纯）